健康長寿力を引き出す オリーブオイル納豆

腸の名医が考案した便秘から
がんまで遠ざける奇跡の快腸食

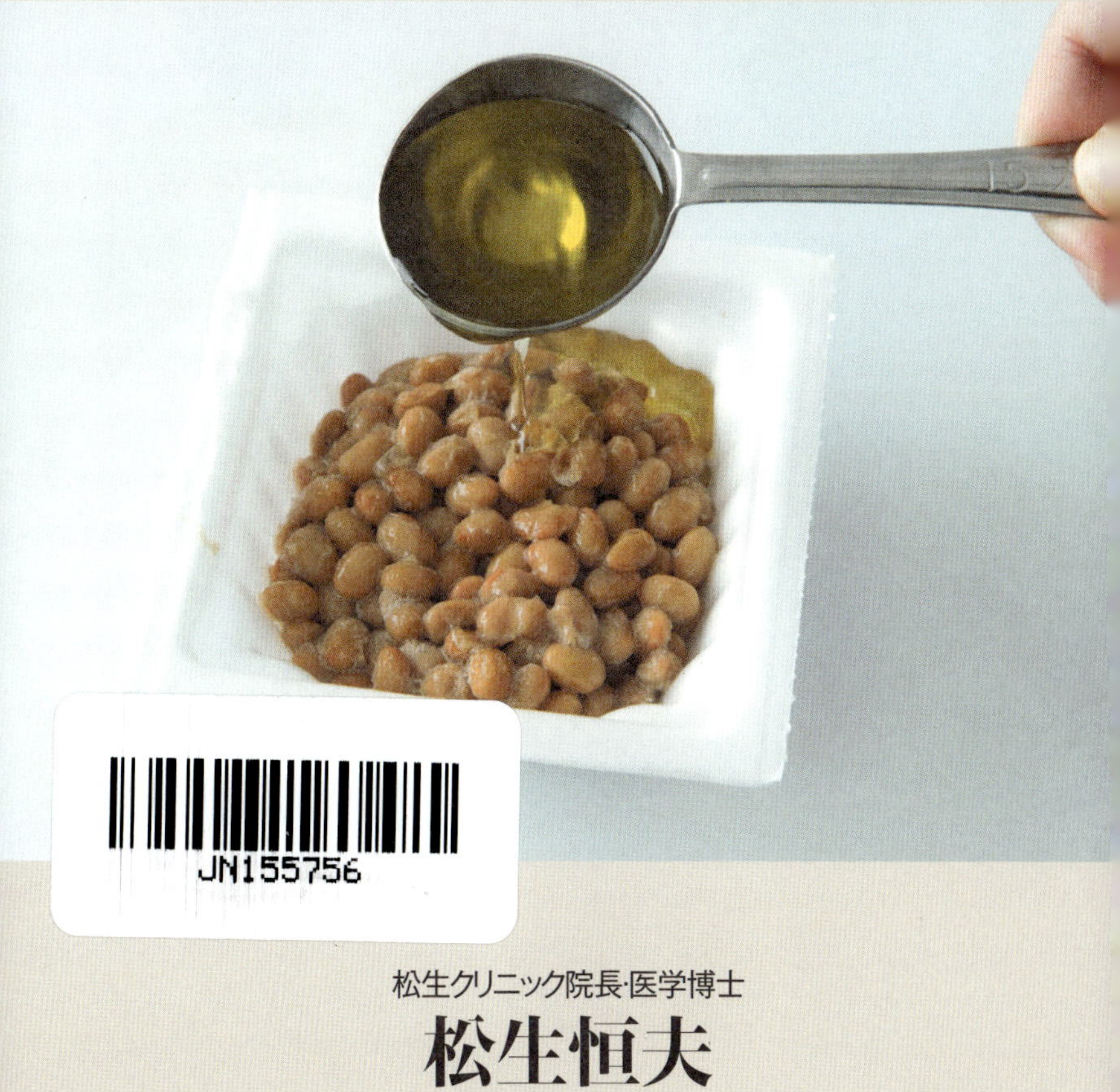

松生クリニック院長・医学博士
松生恒夫

簡単、おいしい、カラダに効く!! オリーブオイル納豆 おすすめちょいのせアラカルト

納豆にオリーブオイルを加えて混ぜるだけでも抜群の健康食ですが、さらにトッピングをひと工夫すると、プラスαのおいしさとヘルシー効果が期待できます！

83ページからもアラカルトの続きがあります

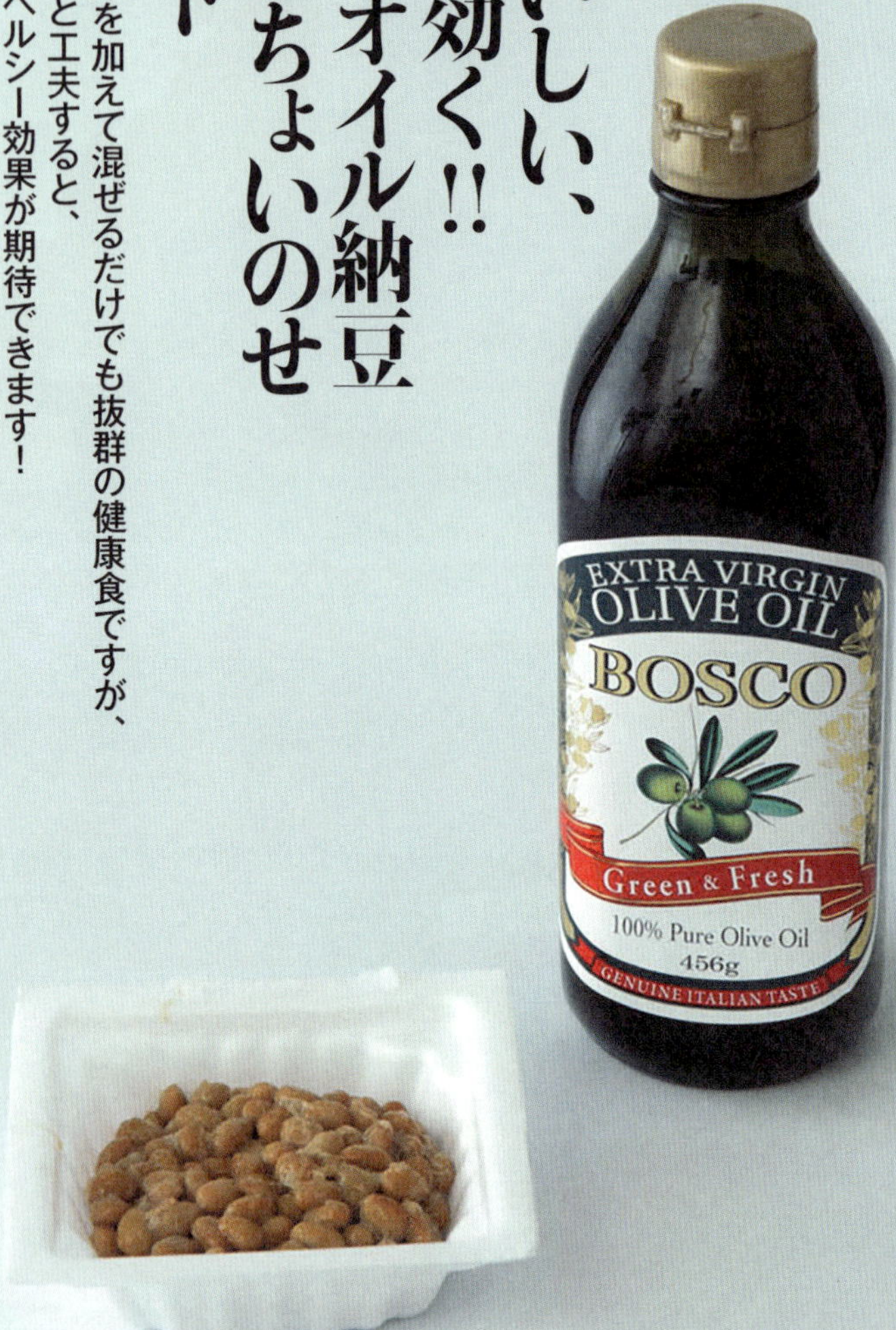

カレー粉

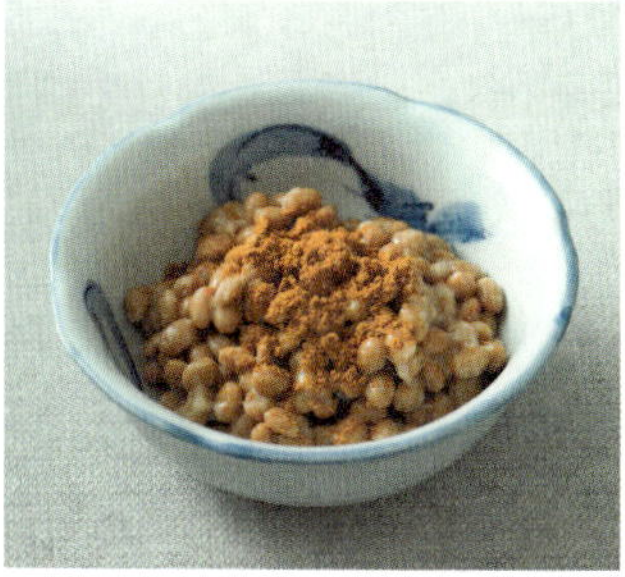

複数のスパイスを用いたカレー粉を加えれば味わい深さUP! 生活習慣病の予防効果も

青じそ

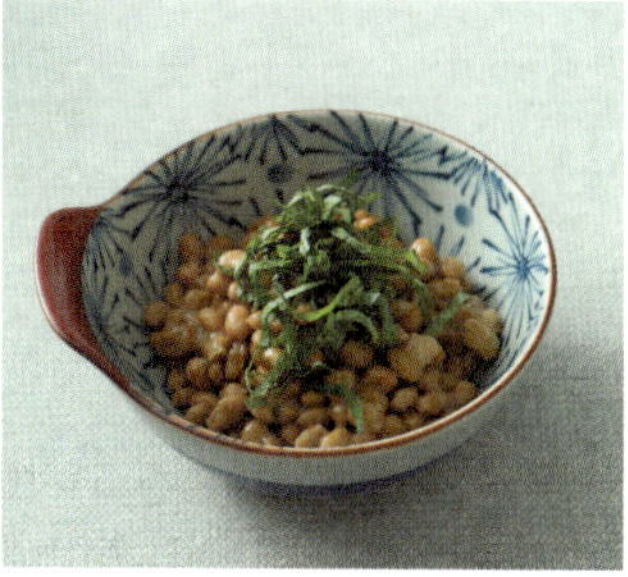

独特のさわやかな香りが特徴の和のハーブ。豊富なビタミンEでアンチエイジング効果が期待できる

おろししょうが

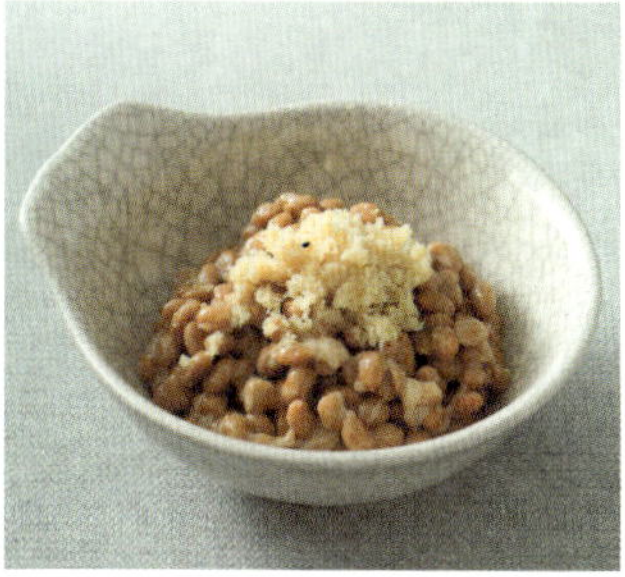

体を温める効果のあるジンゲロールやショウガオールを含有し、冷え性改善などに効果を発揮する

みょうが

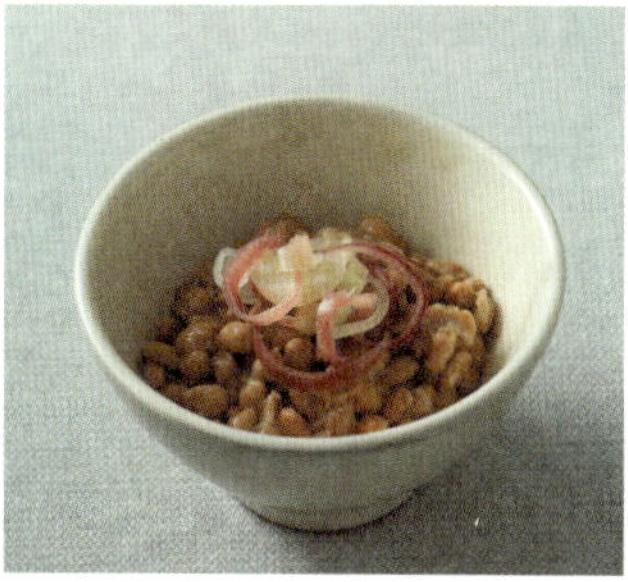

特有の香りを醸し出す香気成分･αピネンの作用で、ストレス緩和や集中力アップに効果がある

ナッツ

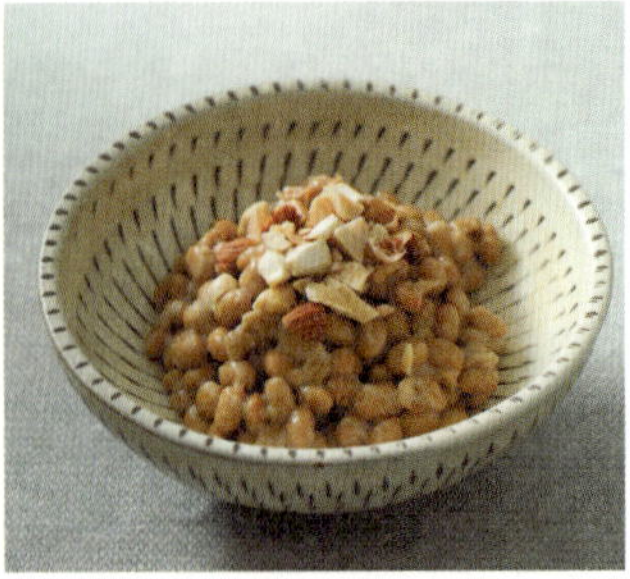

食物繊維を多く含有し腸の蠕動《ぜんどう》運動を活性化させる他、抗酸化作用を持つビタミンEも豊富

トマト

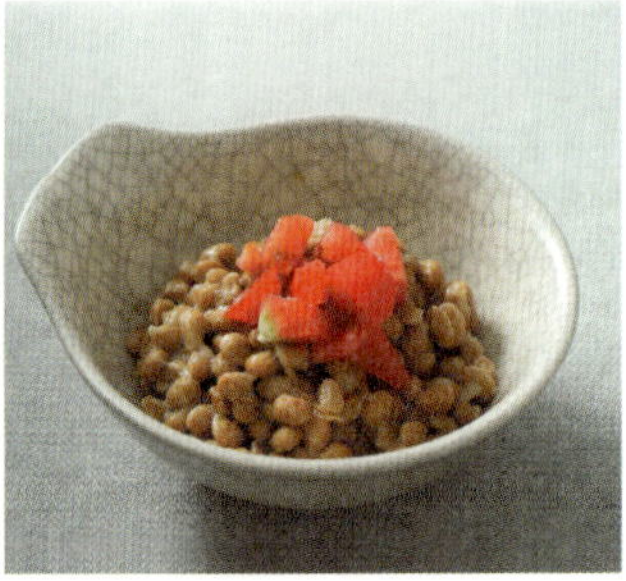

抗酸化パワーたっぷりのリコピンを多く含み、アンチエイジング効果が期待できる

黒ごま

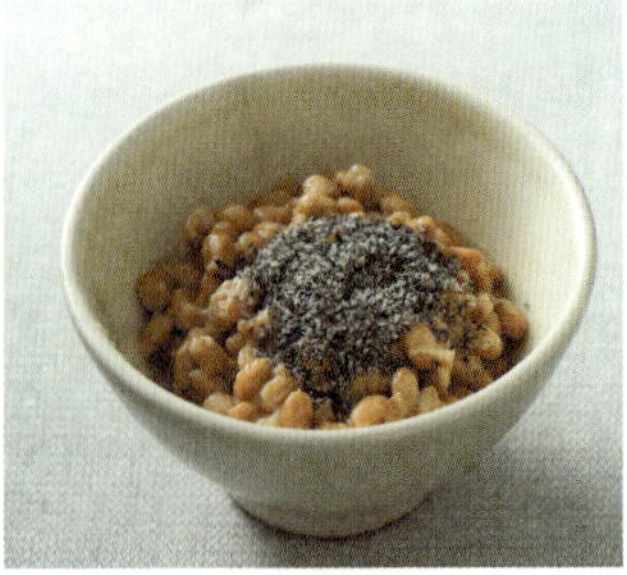

セサミンやビタミンといったすぐれた抗酸化物質が豊富で、アンチエイジングに役立つ

キムチ

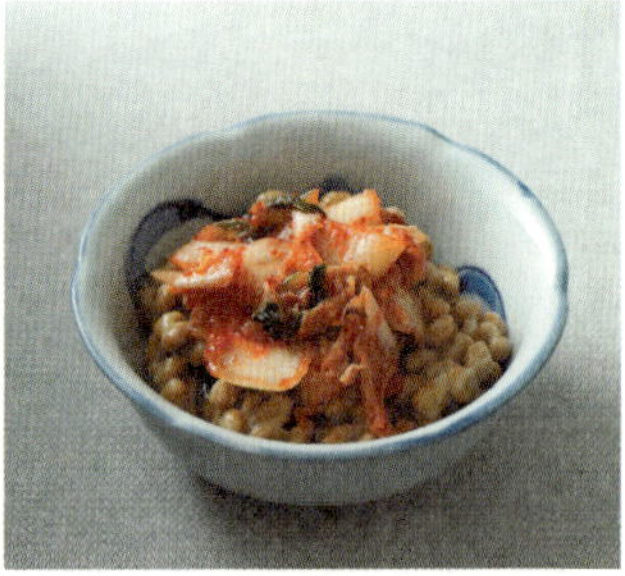

植物性の乳酸菌を多く含む発酵食品であるキムチは、腸内環境の改善効果が大いに期待できる

目次

第3章 オリーブオイル納豆のおいしくて健康的な食べ方

第4章 知っておくべき食物繊維の話

第5章 オリーブオイルの基礎知識

第6章　大豆～納豆の基礎知識

第7章 オリーブオイル納豆から「地中海式和食」の世界へ

はじめに

私は、上部消化管（胃・十二指腸）内視鏡検査、及び大腸内視鏡検査を主体とする消化器内科医です。これまでに行った大腸内視鏡検査は5万件以上に上りますが、それら臨床の現場の中で日々、日本人の腸の状況を憂える日々を送っています。

というのも、1990年代に私がまだ横浜にある消化器内視鏡センターである『松島病院』に勤務医として勤めていた頃、大腸がんや大腸ポリープなどの病変が存在しないにも拘わらず、腹部膨満感や便秘の症状を訴える患者さんが非常に多かったということがあります。当時は、ただそのような患者さんには下剤を投与するだけで、特別な食事療法などは行っていなかったのですが、私はその診療の中で一つの試みとしてオリーブオイルを用いることを実施しました。

治療の過程で、大腸メラノーシス（大腸黒皮症）の発症を促したり、腸管運動を悪化させるといわれていたアントラキノン系下剤（センナ、大黄、アロエなど）の服用中止の必要性に迫られた私は、患者さんが排便困難になることなく、できるだけスムーズにこのアントラキノン系下剤を減量し離脱させるべく、オリーブオイルを使ったのです。多量のアントラキノン系下剤を長期に渡って連用している患者さんに対して、毎日朝食時にオリーブオイル（エキストラバージンオリーブオイル）を30㎖摂取してもらうようにしたのですが、その結果、長期連用していたアントラキノン系下剤の減量や離脱が可能になるという成果を得ることができました。

これを機に、私は腸に対する食事療法について考えるようになり、その後、オリーブオイルに関するさらなる研究や、食物繊維を豊富に含む腸によい食材等の探求を行い、でき得る限りそれら有益な情報を発信してきたつもりです。

ところが現実はどうでしょう？

1960年代中頃から始まった食の欧米化はとどまるところを知らず、肉や乳製品といった、腸によくないといわれる動物性食品の摂取率は上がる一方であり、逆に排便促進のためにも非常に重要な食物繊維の摂取率は一向に上がってきません。

おかげで、他にもストレスや運動不足といった要因もあるでしょうが、大腸がん、潰瘍性大腸炎、クローン病の増加など、今、日本人の腸は最悪の状況に置かれているといっても過言ではないのです。

そこで、そんな日本人の腸を、いや、腸のみならず、腸環境が大きく影響を及ぼす全身の健康を守るべく、私が今声を大にしておすすめしたいのが、本書のテーマであるオリーブオイル納豆なのです。

そもそも納豆は以前より好きで、週のうち数回は摂っていました。その性質的にも水溶性食物繊維を多く含むということだったのですが、個人的実感としては排便促進にまではつながらないかなというのが正直なところでした。

一方で私は1995年頃より、エキストラバージンオリーブオイルが大好きになり、何にでもエキストラバージンオリーブオイルをかけて食べてみることが習慣のようになっていたのですが、もちろん納豆も同じようにエキストラバージンオリーブオイルをかけて、よくかき混ぜて食べてみました。するとそれは大変おいしく、非常に気に入った私は週に数回どころか、夕食時に毎日摂るようになりました。

これが思わぬ効果をもたらしたのです。

私は元来便秘ではなかったのですが、このオリーブオイル納豆を食べることで、より一層排便が促進されることに気付きました。納豆の水溶性食物繊維と、エキストラバージンオリーブオイルに多量に含有されるオレイン酸による相乗効果だったのです。

その後、2003年10月に開業医となった私は、翌年2月にマキノ出版より刊行した〝便秘〟をテーマとした本の中で初めてオリーブオイル納豆についてふれ、続いてマガジンハウスの雑誌『anan』の記事や、2007年7月に出演した日本テレビの『おもいっきりテレビ』の健康コーナーでもオリーブオイル納豆の排便促進効果について紹介し、大反響を呼んだのです。

それ以降は、私の名前など関係なく、オリーブオイル納豆はおいしくて、排便促進・健康効果につながることを体感された方が多く存在したのでしょう、発案者である私の手元を離れて独り歩きし、全国の健康アンテナの鋭敏な方々の間に広まっていった次第です。

このたび、ヒトの健康長寿力をも引き出す可能性があるということがわかってきた最新の研究成果を踏まえ、あらためてこのオリーブオイル納豆についてのすべてを、皆さんにお届けしたいと思います。

あなたの、いや、すべての日本人の腸と、その健康を祈って。

第1章

このままだと日本人の腸が危ない！

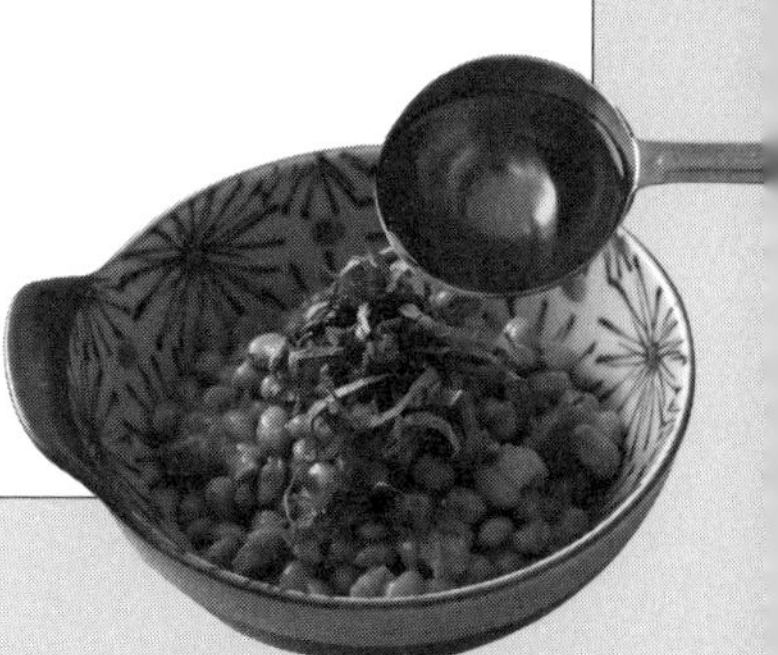

明治以降の食の3大革命

『はじめに』で、「今、日本人の腸は最悪の状況に置かれている」と書きましたが、それは具体的にはどういうことなのか？　オリーブオイル納豆についてふれる前に、その状況にもっとも大きく影響を及ぼしていると考えられる、日本人の食傾向の変遷について、まずは説明しましょう。

遡って、明治以降の食事内容を大別してみていきます。

日本人の食は、ここ150年で大きな変革を3回経験しました。

まず1番目は、幕末・明治維新によって西洋に触発された「肉食の解禁」です。とはいうものの、そこから1950年（昭和25年）前後までは、肉類・乳製品とも摂取量はそれほど多くはなかったのです。しかし、1960年（昭和35年）以降から現在まで、これらの摂取量は増加の一途をたどっています。

そして肉食が急速に広がり、ヨーグルトが普及し始めた1960～1970年代あたりが2番目の大きな変化です。

3番目の大きな変化は、ファストフード、コンビニ・中食（できあいの惣菜を買っ

日本人の総タンパク質摂取量に占める動物性タンパク質の量(g)

西暦	1950	1960	1970	1980	1990	2000
タンパク質総量	68.1	69.7	77.6	77.9	78.7	77.7
うち動物性	17.6	24.7	34.2	39.2	41.4	41.4

日本人の鳥獣肉類、乳・乳製品摂取量の年次推移(1人1日あたりg)

西暦	1955	1960	1965	1970	1975	1980	1990	2000	2007
肉類	12.0	18.7	29.5	42.5	64.2	67.9	71.2	78.2	80.6
乳類	14.2	32.9	57.4	78.8	103.6	115.2	130.1	127.6	123.9

出典：厚生労働省国民健康・栄養調査より

てくる）などがごく一般的になってきた２０００年（平成12年）以降ということがいえそうです。

これらを私は、明治以降の「食の３大革命」と考えたのです。

元来、日本人は油を多く摂る民族ではありませんでした。

明治12年に出された日本人民食事調査（当時の農務省調べ）によると、全摂取食品の53％が米であり、27％が麦、14％が雑穀、5.2％が総菜、残りの0.8％が昆布や木の実（種実類）という結果でした。この内容だと、献立の実に94％が穀類で占められていたわけで、これでは脂肪そのものを摂る食材がほとんどないということです。なんとタンパク質も米から摂っていたのでした。

そして１９６５～１９７０年頃を境にして起きたのが、肉食、乳製品や動物性タンパク質摂取増加などの、いわゆる食の欧米化です。具体的には、アメリカの食文化の大波とともに、イギリスやドイツなど北ヨーロッパの食が日本に押し寄せてきたのです。

しかし、ここで注意しておくべきことがあります。

食の欧米化というくくりでまとめられたため、ある種の誤解を生んだのも事実です。これは、オリーブオイルをたくさん使用し、魚や穀物、野菜を多く摂る南ヨーロッパ（特

10年間で減少した日本人の野菜類摂取量

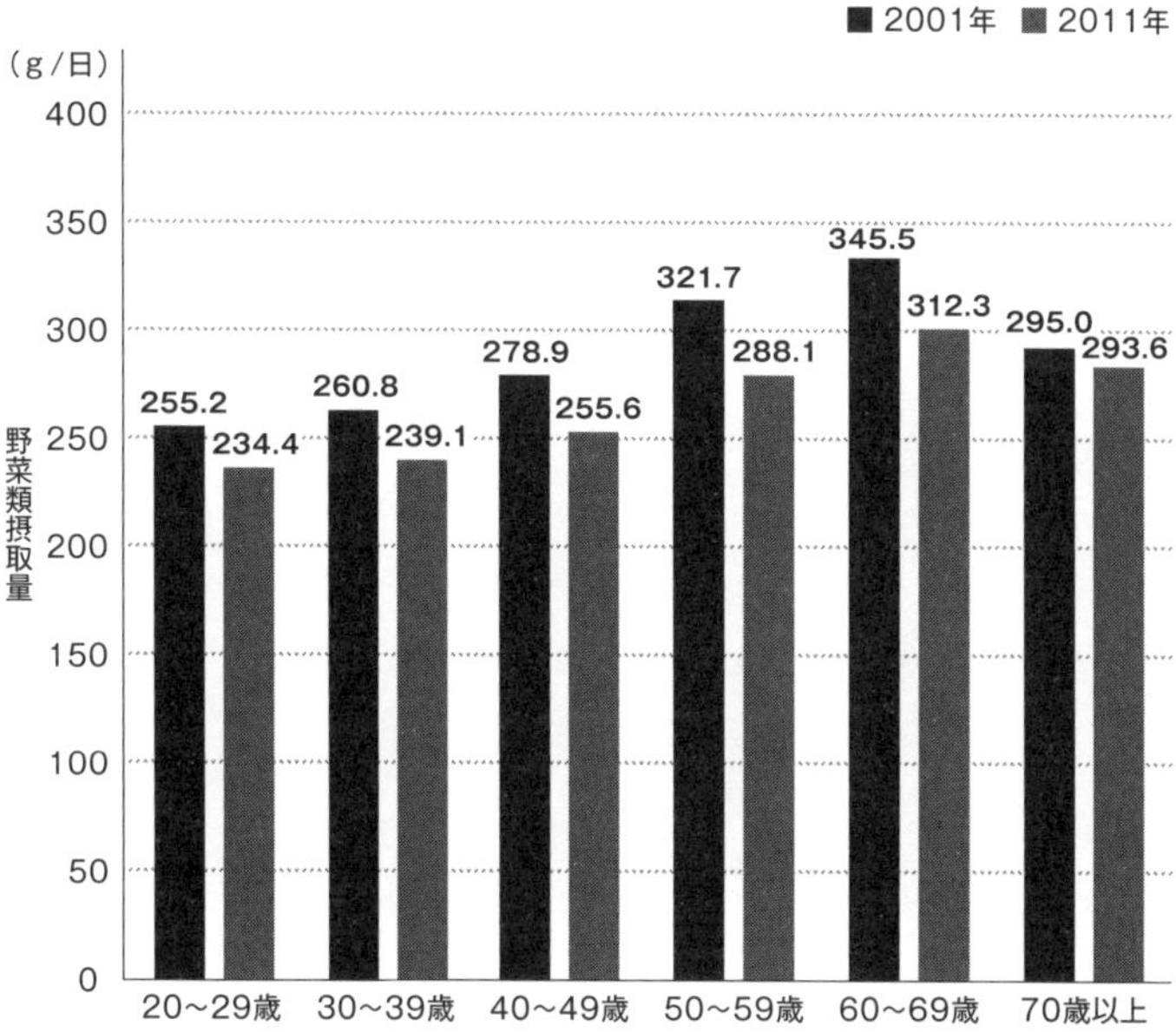

出典：平成23年厚生労働省国民健康・栄養調査より

に地中海沿岸地域、南イタリア、スペイン、ギリシャなど）の食事と、アメリカや北ヨーロッパなどの動物性脂肪を多く摂る食事とが混同されてきてしまったことです。

日本では、１９８０年に「日本型食生活」という用語が公式に提示されました。また、この年の秋の農政審議会で、内閣総理大臣への答申の中にも明記されていました。

この農政審答申の第1章に「日本型食生活の形成と定着――食生活の将来像」とあり、その内容は、「わが国は欧米諸国の食生活をモデルとしてきたが、最近では欧米諸国の食生活は、栄養の偏りが問題となっている。一方、わが国の食生活は、欧米諸国に比べ熱量水準が低く、その中に占めるでんぷん比率が高いなど、栄養バランスがとれており、また動物性タンパク質と植物性タンパク質の摂取量が相半ばし、かつ動物性タンパク質に占める水産物の割合が高いなど、欧米諸国と異なる、いわば『日本型食生活』ともいうべき独自のパターンを形成しつつある。栄養的観点からも、総合的な食糧自給力維持の観点からも、日本型食生活を定着させる努力が必要である」というものでした。

それに反して２０００年以降、ますますコンビニ食、ファストフード、中食などが増加していきます。つまり、日本型食生活どころか、自宅で食事をつくる機会自体がどんどん減少しているのが現状なのです。

日本の伝統食と一汁三菜の見直し

さて、皆さんは「食育」という言葉を知っていますか?

この食育とは、明治時代の軍医であった石塚左玄が提唱したのが最初です。彼は、近代日本の食育のさきがけであり、明治時代に『化学的食養長寿論』という書物を著しています。その中で、玄米菜食主義を説いたのです。なぜなら、明治期以降の肉食の始まりで、富裕層の中に体調不良を認める人々が増加したためでした。

そしてそれから時を経て2005年7月、明治時代と同じように現代日本人の食を見直すために『食育基本法』が施行されました。この法律は、「国民が生涯に渡って健全な心身を培い、豊かな人間性を育む」ことができるよう、「食育に関する施策を総合的かつ計画的に推進」するという目的で制定されたものでした。その食育という概念があらためて脚光を浴びるほど、日本人の食事内容が近年悪化しつつあるのです。これは、「食の3大革命」の項でも述べたように、従来の和食から肉類、乳製品摂取の増加に伴って、腸内環境の悪化、腸の疾患（大腸がん、潰瘍性大腸炎、クローン病など）の増加となって表れてきているのです。さらには糖尿病や高血圧、メタボリックシンドロームなどの生活習慣病の増加も認められます。

ちなみに、食育基本法が施行される約30年前に、アメリカではある一つの重要な報告がなされました。1977年当時、アメリカでは死亡率1位が心臓病、2位ががんでした。この時点で、医療費が日本円にして約25兆円という膨大さで、財政危機も危ぶまれたため、医療改革が進められたのでした。その一つとして、世界中の医療データや栄養学的データを含んだ「食事（栄養）と健康・慢性疾患の関係」についての世界的規模での調査・研究が7年間をかけて行われたのです。

この調査・研究は、当時の米上院の国民栄養問題アメリカ上院特別委員会委員長の名前をとって、『マクガバンレポート』と命名されました。7千頁にも渡る報告書ですが、その内容を簡単にいえば、動物性タンパク質の摂取量が増加すると、乳がん、前立腺がん、子宮内膜症、結腸・直腸がん、胃がんなどの発生率が高まる恐れがあるというものでした。そして改善すべきこととして7項目の食事改善の指針が打ち出されたのです。

がん死に対する影響度数

がんの危険因子	がん死に対する影響
食事	40～60%
喫煙	25～35%
ホルモンの状態	約6%
感染	1～10%
職	2～8%
公害	1～5%
放射線暴露	2～4%
過度の飲酒	2～4%
遺伝	1～3%
性行動	約1%
薬物	1%以下
地理的環境	不定

出典：『癌は予防できるか――癌の危険を70%避けるプラン』（O.アラバスター著、共立出版）より

さらに、高カロリー、高脂肪の食品（肉類、乳製品、卵など）といった動物性食品を減らし、可能な限り精製しない穀物や野菜、果物を多く摂るようにという勧告でした。そしてもっとも理想的なのは、日本の元禄時代（五代将軍・徳川綱吉が治めた時代。１６８８～１７０４年）以前の食事であることが明記されたのでした。その内容は、精白していない穀物を主食とし、季節の野菜や海藻や小さな魚介類を副食とする、かつての日本食だったのです。このような食事は、いわゆる一汁一菜の食事ともいえそうです。

日本食の構成を、飯と汁と菜、香物とすると、このように明確になってくるのが、室町時代の本膳料理なのです。さらに本膳料理の成立とともに○汁○菜という料理の表現法が生まれたのだそうです。

このマクガバンレポートでは、がん、心臓病、脳卒中などは食生活に起因し、これらの慢性病は肉類中心の間違った食生活が引き起こしたもので薬では治らない、とも指摘しています。この報告内容以降、日本食がクローズアップされ、現在まで続く世界的な日本食ブームにつながったのでした。

腸の仕組み

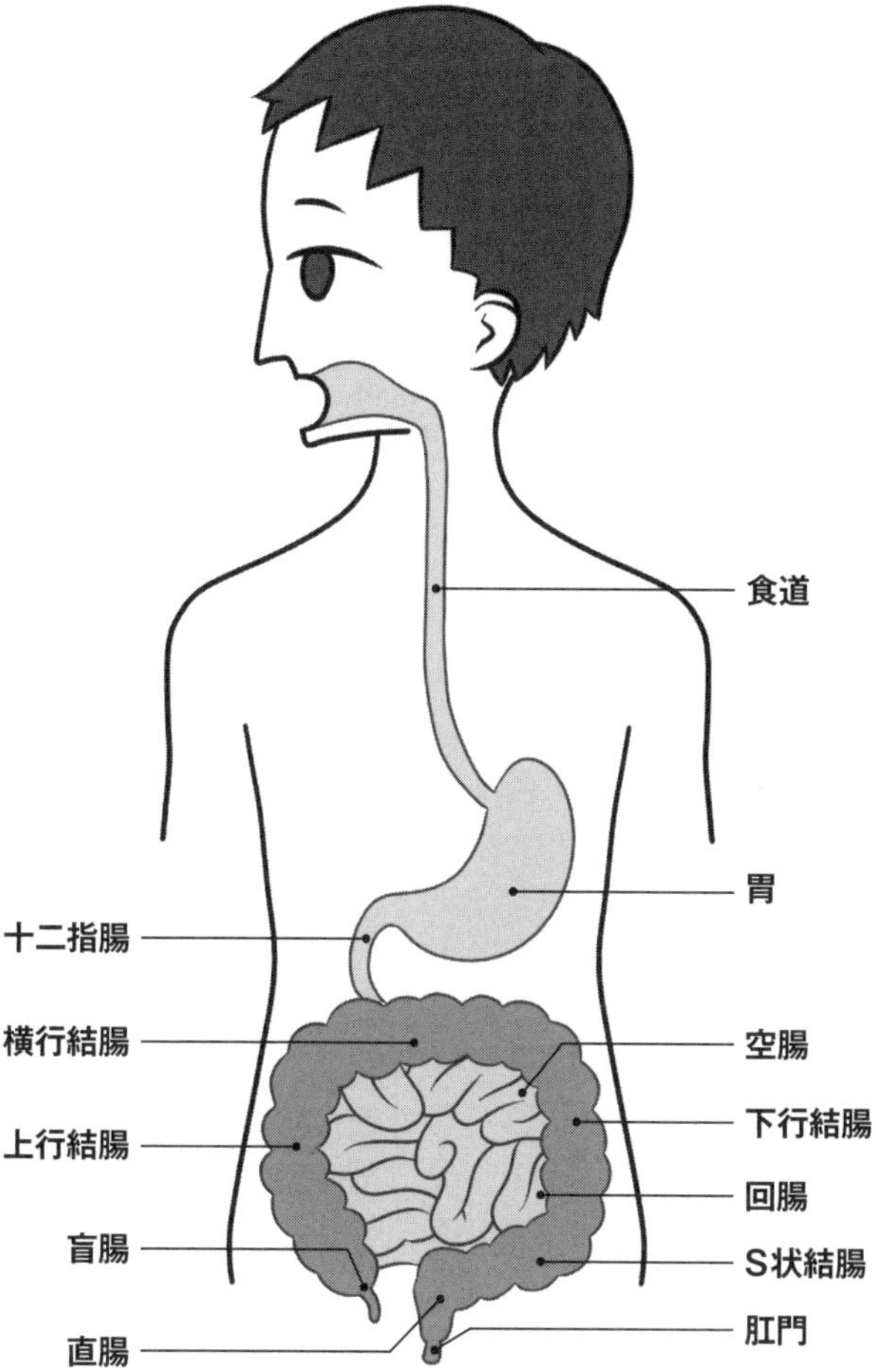

腸内環境の基礎知識

では次に、腸内環境についてざっと説明しましょう。

というのも、腸内環境が正常に働かず、腸の機能が弱まり便秘が続くと、老廃物や有害な毒素が体内にとどまってしまうため、大腸がんなどの重篤な病気のリスクが高くなり、さらに腸は全身の健康に非常に重要な影響を及ぼす免疫力とも大きく関わっているので、このあたりの基本的な理解が非常に重要になってくるからです。

腸内環境は、

①腸管機能
②食事
③腸内フローラ（細菌叢）

の三つの要素で構成されています。腸の長さは約7～9mで、広げるとその表面積はテニスコート1面分にもなります。この腸内の内側のひだの中に、約500種類、

健康な腸内環境と免疫

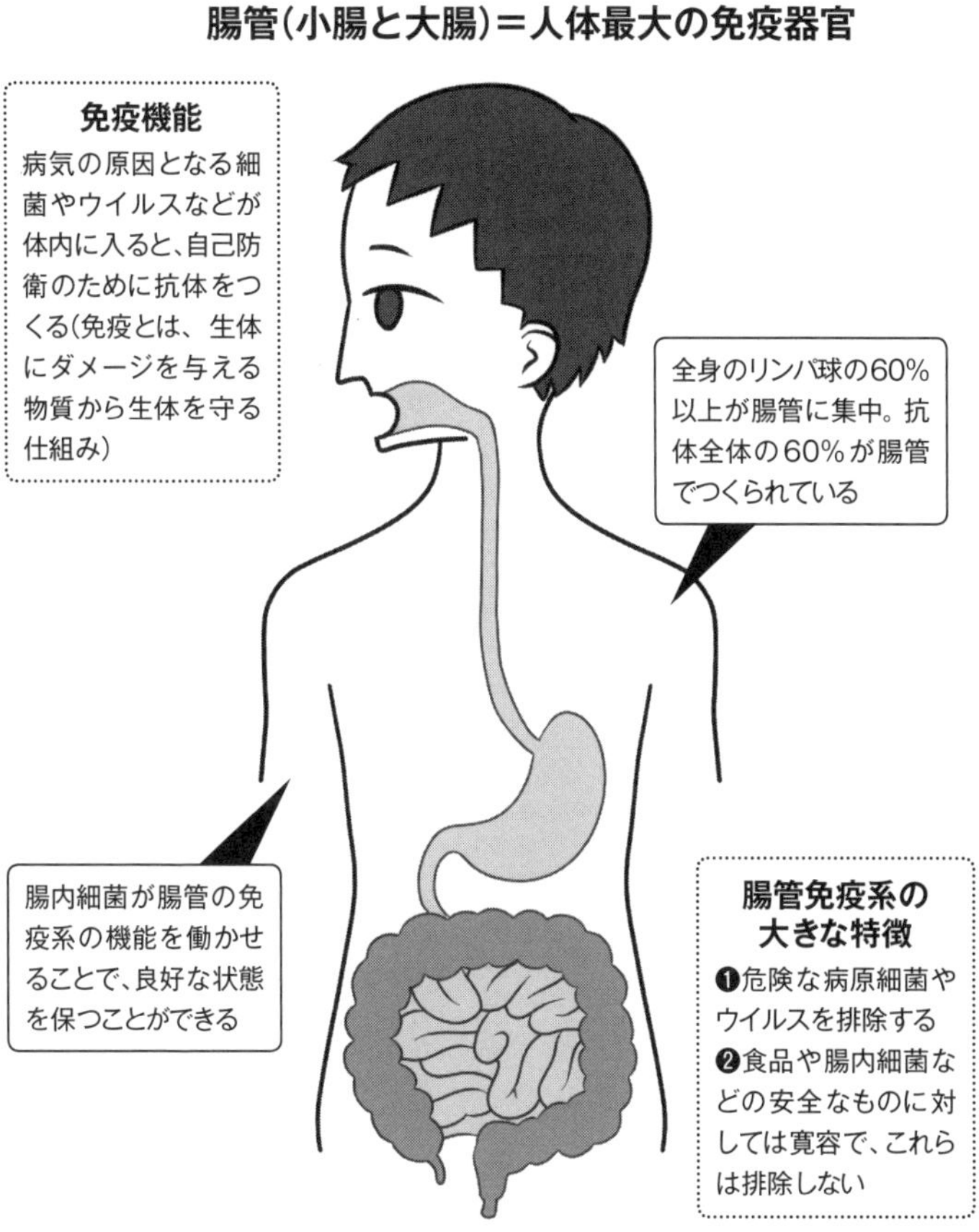
腸管(小腸と大腸)＝人体最大の免疫器官
免疫機能
病気の原因となる細菌やウイルスなどが体内に入ると、自己防衛のために抗体をつくる(免疫とは、生体にダメージを与える物質から生体を守る仕組み)
全身のリンパ球の60%以上が腸管に集中。抗体全体の60%が腸管でつくられている
腸内細菌が腸管の免疫系の機能を働かせることで、良好な状態を保つことができる
腸管免疫系の大きな特徴
❶危険な病原細菌やウイルスを排除する
❷食品や腸内細菌などの安全なものに対しては寛容で、これらは排除しない

合計100兆個の細菌が存在するといわれて、フローラ（お花畑）と呼ばれる腸内細菌叢を構成しているのです。腸内細菌のおもなものは、①有益菌（善玉菌）：ビフィズス菌・乳酸菌　②悪玉菌：ブドウ菌・ウェルシュ菌・大腸菌　③日和見菌：クロストリジウム・フソバクテリア・腸球菌・連鎖球菌などです。これらの腸内細菌が腸内の環境を保っているのです。具体的には、これらの細菌は私たちの体を外敵や異常から守る免疫機能と関わっていて、バランスが乱れて悪玉菌が増えると免疫力の低下につながるのです。これら3種類の菌の割合はどの程度がよいかというと、一般的には、善玉菌20％、悪玉菌10％、日和見菌70％がバランスのとれた状態だとされています。

ユニークな存在なのが日和見菌で、状況に応じて善玉菌に加勢したり、悪玉菌のほうに傾いたりします。またこれらの菌のバランスは、遺伝的、免疫的に決められているのだそうです。

では、これらの細菌が実際に生存する腸内細菌叢ですが、先ほども述べましたが腸内には100兆個の細菌がいるといわれています。しかし、1970年代初頭の頃まではその存在が知られていませんでした。というのは、存在がわかりづらかった腸内細菌が非常に培養しにくいものだったからなのです。例外的に培養しやすい大腸菌や乳酸菌などの存在は、かなり以前よりよく知られていたのですが、それを培養して検出できるのは、せいぜい数千万個という単位だったのです。

つまり、このような状況を踏まえて考えると、過去、つまり1960年代の腸内環境がよいとされている（大腸がんの死亡者数が少ない）日本人の実際の腸内細菌が占める腸内環境と、現在悪化している日本人の腸内環境は、細菌学的には単純に比較できないということです。これは大腸がんにかかる人が現在と比較して少なかったので、60年代の腸内環境はよかったのではないかという推測にしかすぎないのです。

しかし、穀物や野菜の摂取量が多く、肉類、乳製品の摂取が少なかった1960年頃以前には、腸内環境がよかったことは間違いありません。

次に腸管免疫について説明しましょう。腸の働きには「消化・吸収（小腸）・排泄（大腸）」以外にも、実は重要な働きがあり、それがウイルスや細菌、がん細胞といった体にとっての異物を排除する「免疫」で、これを腸管免疫と呼び、近年、免疫学の中でもっとも注目されているものの一つです。

小腸には、ウイルスやがん細胞などの異物を排除する免疫細胞やリンパ球が全体の

60％以上も集まっており、腸内環境は免疫機能と密接な関係があることがわかっています。腸は「人体最大の免疫器官」ともいわれているのです。

腸管の粘膜には、特有のリンパ組織があり、これは腸関連リンパ組織（GALT《ガルト》）と呼ばれます。その容積は、腸全体の25％を占めています。その代表格が、小腸の「パイエル板」と呼ばれる特殊なリンパ節です。人間をはじめとする脊椎動物には、リンパ小節と呼ばれるリンパ球の集結する免疫器官がありますが、特に回腸ではそれが数個集まって集合リンパ小節を形成しており、これがパイエル板といわれるのです。

肉眼では、そこだけ粘膜ひだが欠如して小型判の隆起になっています。このパイエル板は、小腸における特徴的なものです。よくいろいろな本で、腸管免疫の項でパイエル板のことにふれられており、まるでパイエル板が腸全体に存在するような印象を与えがちですが、これは誤りであり、パイエル板は小腸（回腸）にあるのです。

腸は、体内の器官ではありますが、口を通じて外界につながっています。外界の有毒物や病原体が侵入しやすい場所なので、こうした厳重な免疫の仕組みが整っているのでしょう。

腸管免疫の大きな特徴は、「細菌やウイルスといった病原体は排除する。かつ、食

パイエル板の役割

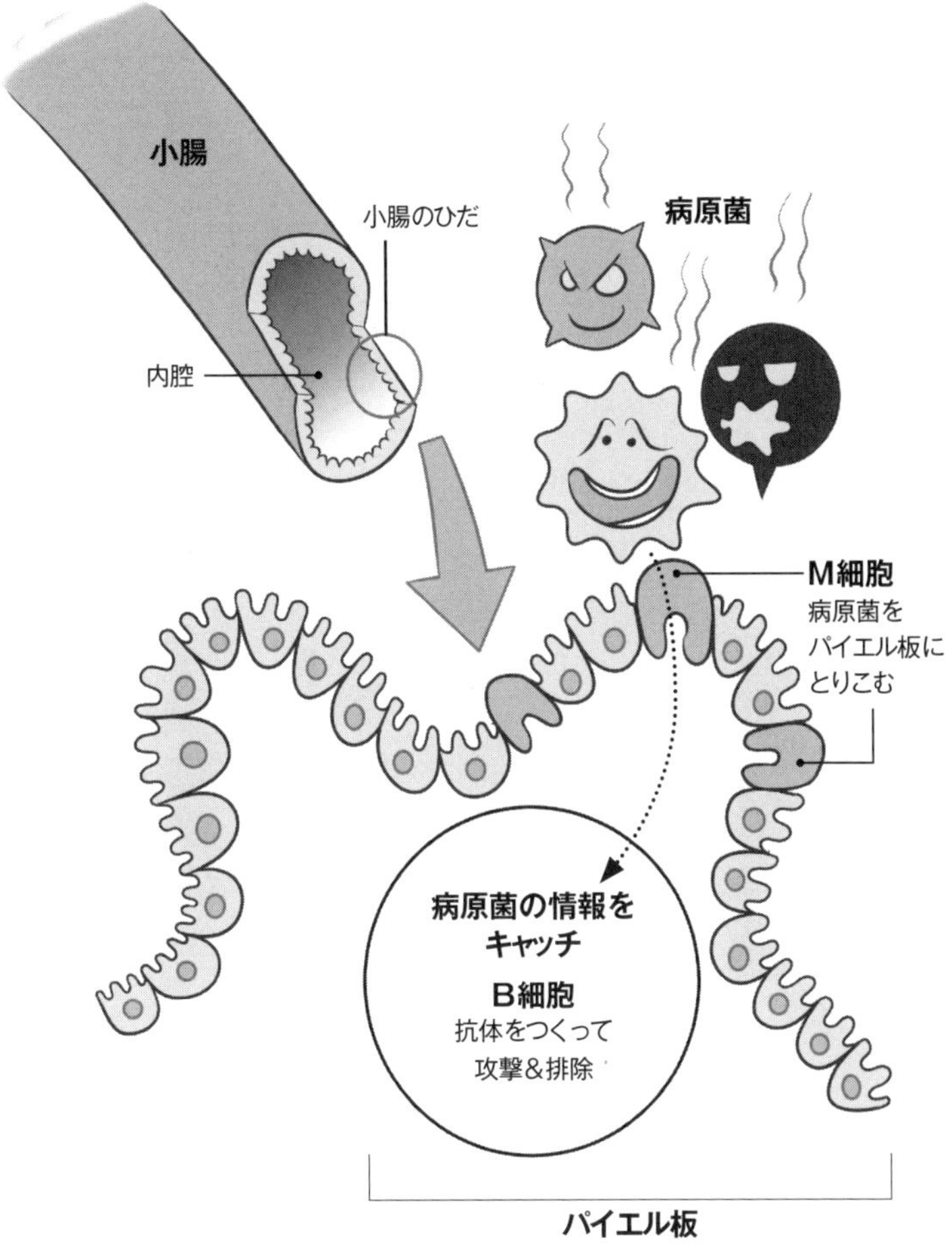
小腸
小腸のひだ
内腔
病原菌
M細胞
病原菌を
パイエル板に
とりこむ
病原菌の情報を
キャッチ
B細胞
抗体をつくって
攻撃&排除
パイエル板

物や腸内細菌などの安全なものは排除しない」という二つを両立させているところです。これは一見、当たり前のことのようですが、かなり高度な働きです。腸は、そうした高度な免疫機能によって、常に最前線で病気を防いでいる器官でもあるのです。

腸冷えなどの不具合で腸の働きが弱まると、当然、この免疫力も弱まる可能性があります。すると、風邪やインフルエンザ、腸炎などの感染症にかかりやすくなり、がんのリスクも高まります。

がん細胞は、外界から入ってくる病原体とは違って、私たちの体内で正常細胞から変化してできるものです。細胞の初期のがん化は、毎日、私たちの体内で起こっていると考えられています。しかし、リンパ球などの免疫細胞が、常にそれを見つけて攻撃・撃退しているため、ほとんどの場合は発病に至らないというわけです。

そうした免疫の仕組みが円滑に働く基盤としても、腸の健康が重要なことがおわかりいただけるのではないでしょうか。

これが日本人の腸が悪化した原因だ！

さて、日本人の腸の不調や病気が増加したのはなぜでしょうか？

先ほど、「明治以降の食の3大革命」について述べましたが、その流れを踏まえた上で、あらためて説明していきましょう。

その原因は大きく分類して、

①腸に悪い食事
②腸のリズムを乱す生活
③ストレスの多い毎日
④運動不足

などが挙げられます。

まず、繰り返しになりますが、①の「腸に悪い食事」からです。前述のとおり、

1960年代中頃より、日本人の食生活は欧米型へと大きく変化しました。肉類、牛乳などの乳製品、ヨーグルトなどの動物性乳酸菌含有食品を多く摂るようになり、その結果として野菜や穀物などに多く含有される食物繊維や、味噌や漬物などに含有される植物性乳酸菌の摂取量が減少することになってしまったのです。食物繊維は、便の量を増加させて排便を促します。味噌や漬物などに多い植物性乳酸菌は、腸内細菌のバランスを整えるのです。つまり、これら腸にとってよい働きが減退してしまったということです。

次に、②の「腸のリズムを乱す生活」です。腸のリズムを乱すのは、朝食抜き、不規則な食事時間、夜遅くなってからの食事、便意の我慢、夜更かしなどが挙げられます。このような不規則な生活を日常的に送っていると、腸はどんどん悪くなっていってしまうのです。

そして③の「ストレスの多い毎日」です。腸は、腸自体に存在する腸神経と交感神経・副交感神経からなる自律神経の両者のバランスによって支配されています。それが強いストレスにさらされることによってバランスが崩れて交感神経緊張に傾き、腸管運動が抑制されてしまうのです。

最後に④の「運動不足」についてです。体を動かす機会が少ない人は、腸の運動も低下傾向になります。この状況が持続するようだと、便秘や腹部膨満感などの症状が出現してくるのです。

また最近では、各種原因・促進因子の他に、メタボリックシンドロームが大腸がん発症のリスクになるという研究発表もあります。運動不足や不摂生なライフスタイルは、肥満や生活習慣病などの原因になるだけではなく、腸の健康にも悪いということです。

腸内環境が招いた大腸がん、潰瘍性大腸炎、クローン病の増加と便秘

それでは続いて、日本人の腸における病気について詳しく述べていきましょう。

国立がんセンターの統計によれば、結腸がんと直腸がんを合わせた大腸がんに罹患した人の数は14万339人（2015年）で、2001年に初めて10万人を超えて以来、常に10万人前後の高い数値で推移しています。1975年には1万8千人でした

ので、約30年余りでおおよそ6倍近くに増えたことになります。また大腸がんによる死亡率を他のがんと比較すると、男性の場合は、肺がん、胃がんに続いて第3位、女性ではなんと大腸がんは第1位です。また、大腸がんは、高齢者の病気というイメージがありますが、実はそうとも言い切れません。内視鏡検査を中心とする「日本消化器がん検診学会」の全国調査（2005年）の結果では、すでに40代以降の大腸がんが増加しつつあることが示されています。中高年となる40代からは、大腸がんの危険性を意識しなければならない年齢なのです。

さて、大腸がんとひとくちにいっても、早期大腸がんと進行大腸がんがあります。大腸内視鏡検査で多く見つかるのは、根治が期待できる早期大腸がんです。早期大腸がんは、最初はポリープ（腺腫）の形で出てくるものがほとんどです。しかも便が貯留しやすく、肛門に近い直腸とS状結腸に60〜70％存在します。早期大腸がんであれば、大腸内視鏡下で切除が可能です。早期大腸がんの原因は未だ不明ですが、老廃物（便）の中に、発がん物質が存在する可能性があり、その発がん物質によって大腸がんが誘発される可能性があることから、老廃物はなるべく腸内に貯留させないほうがよいといわれているのです。

大腸がん罹患数の推移

※1995～2000年は肛門を含む

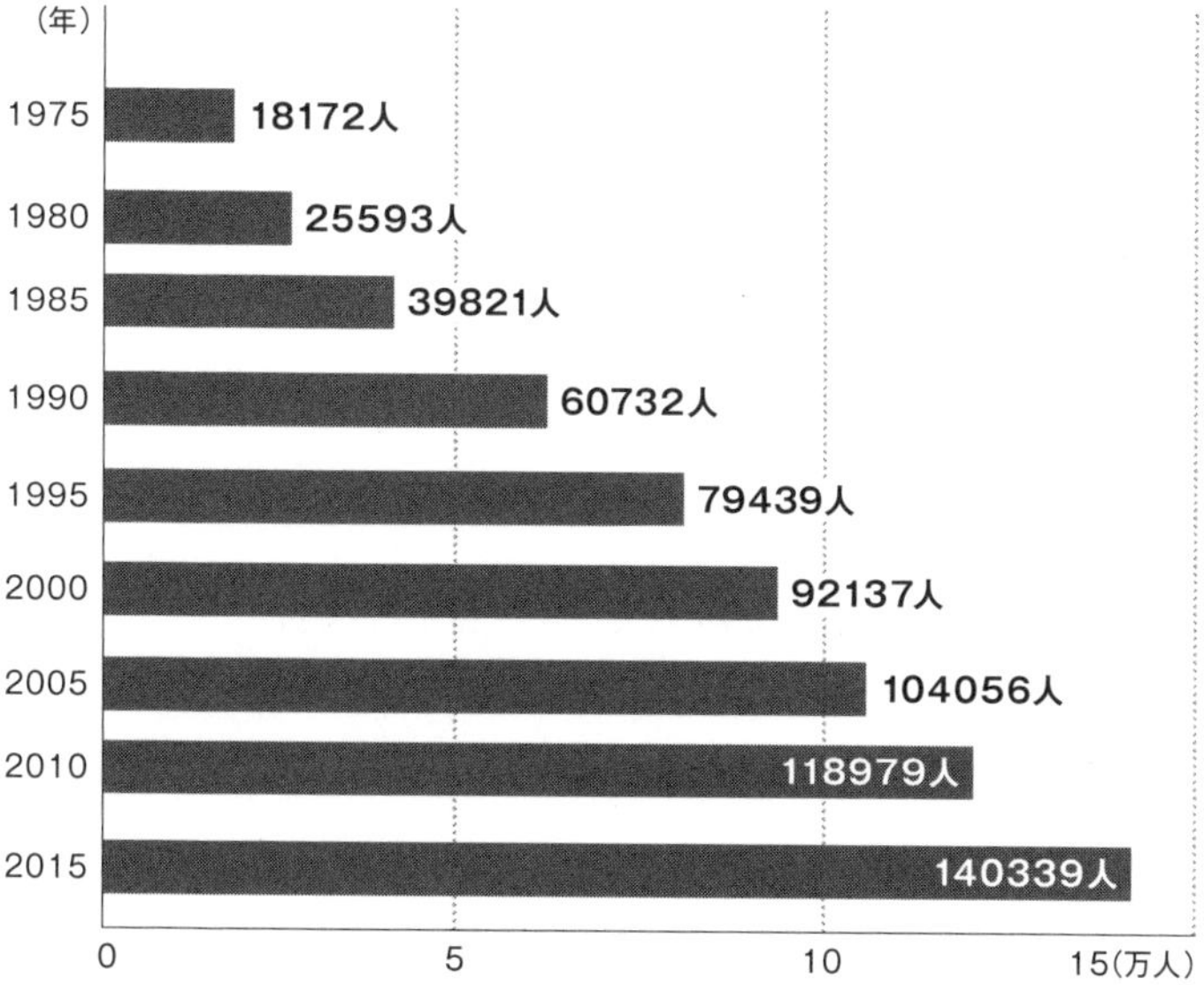

出典：国立がん研究センターがん情報サービス「がん登録・統計」より

おもながんの死亡率の推移(男性)

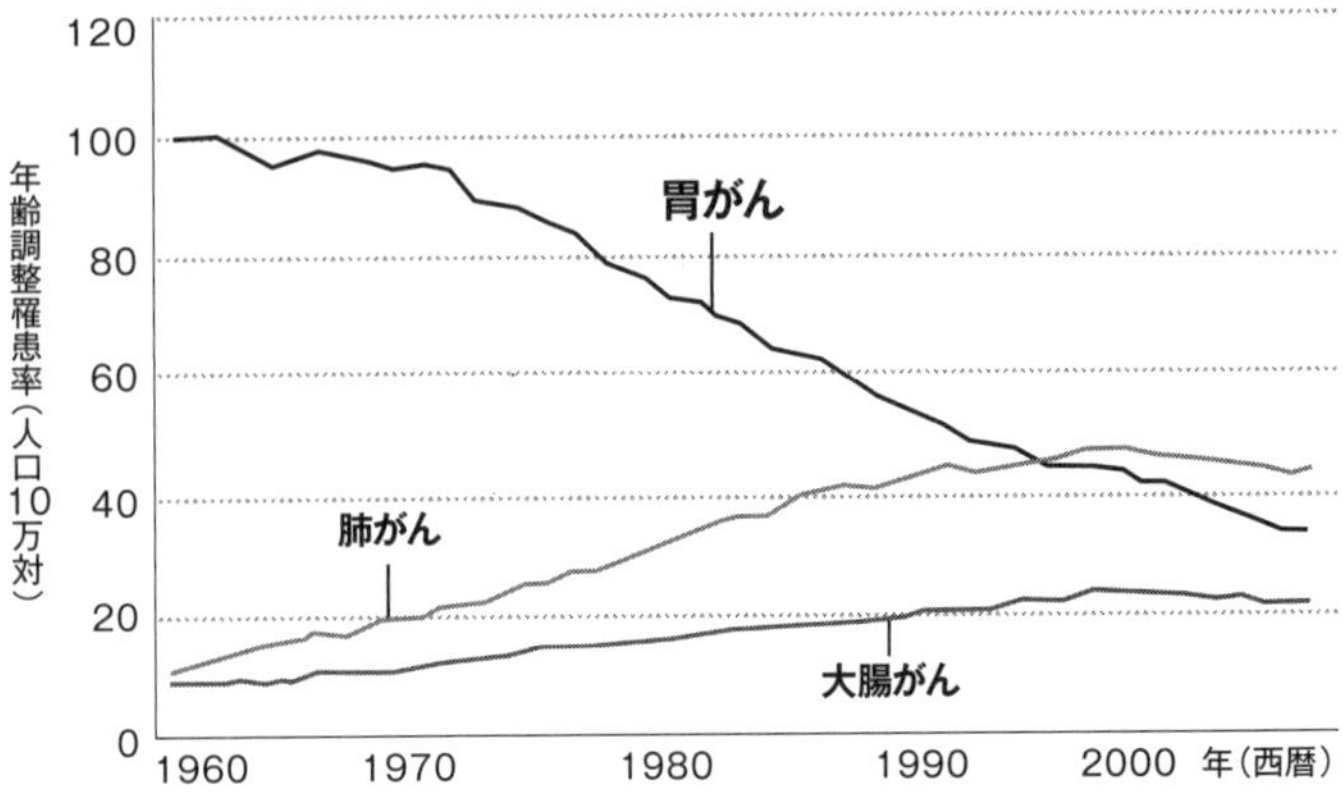

おもながんの死亡率の推移(女性)

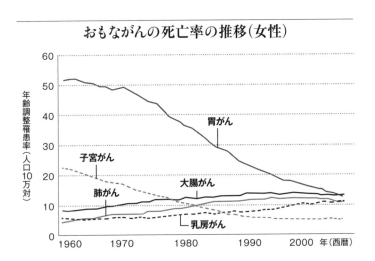

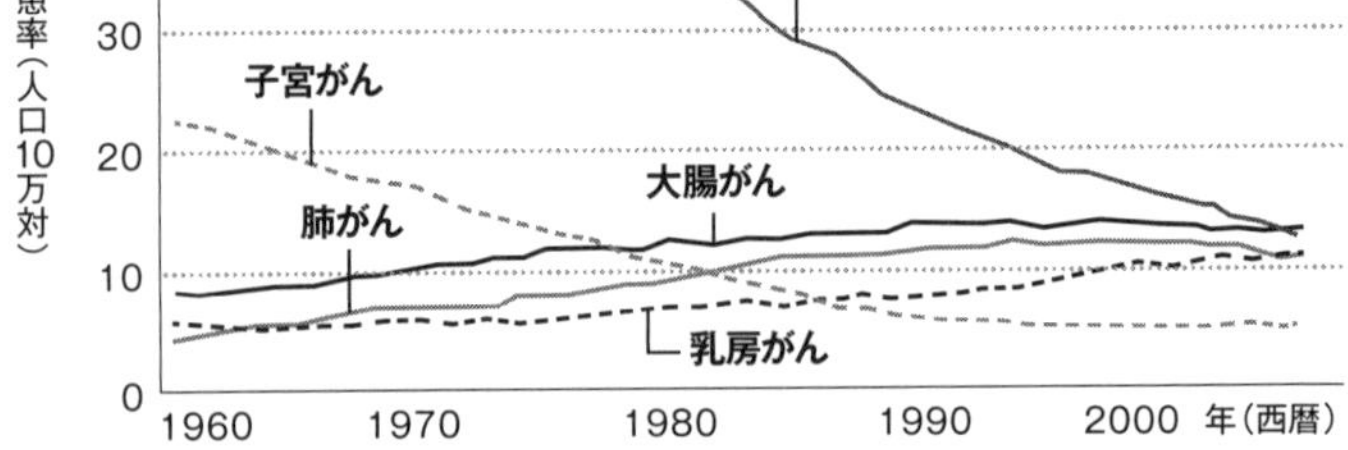

おもながんの罹患率の推移(男性)

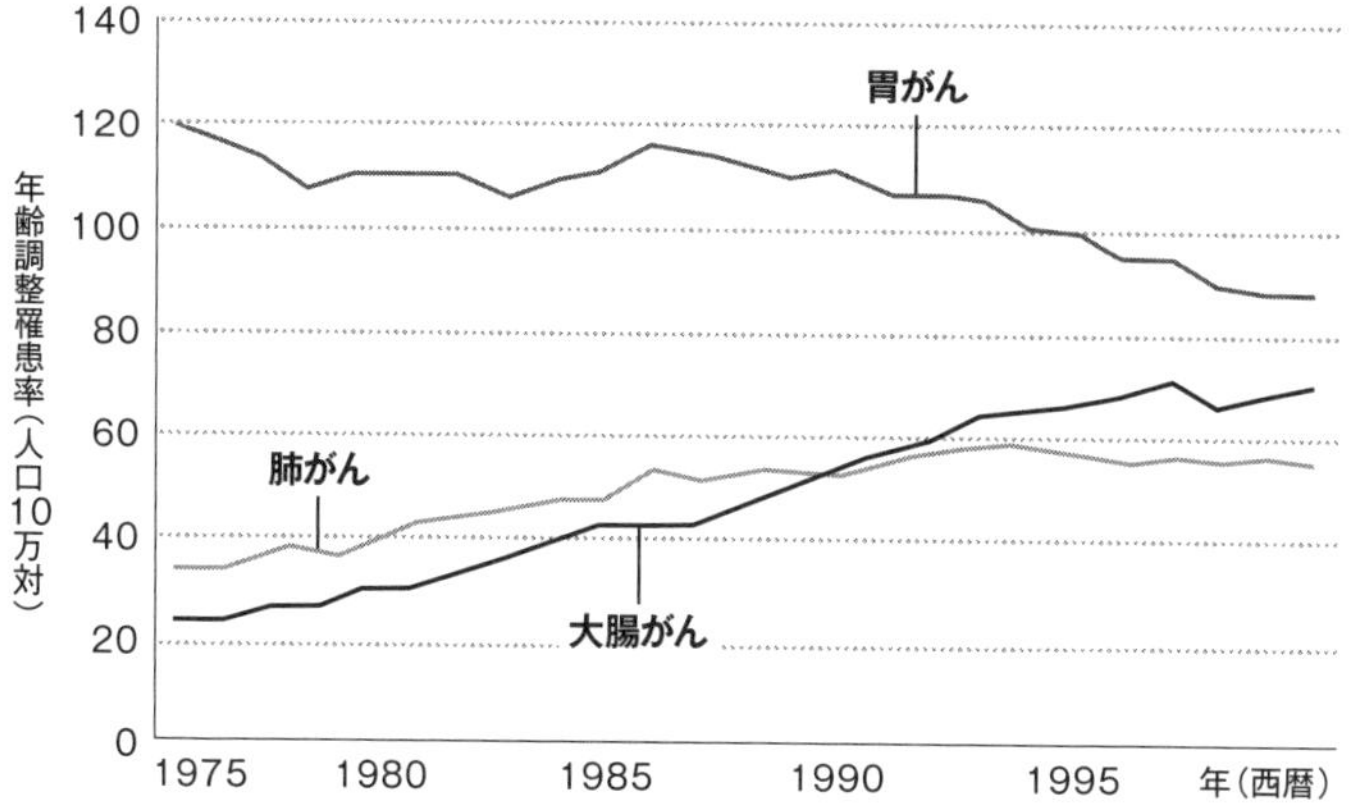

おもながんの罹患率の推移(女性)

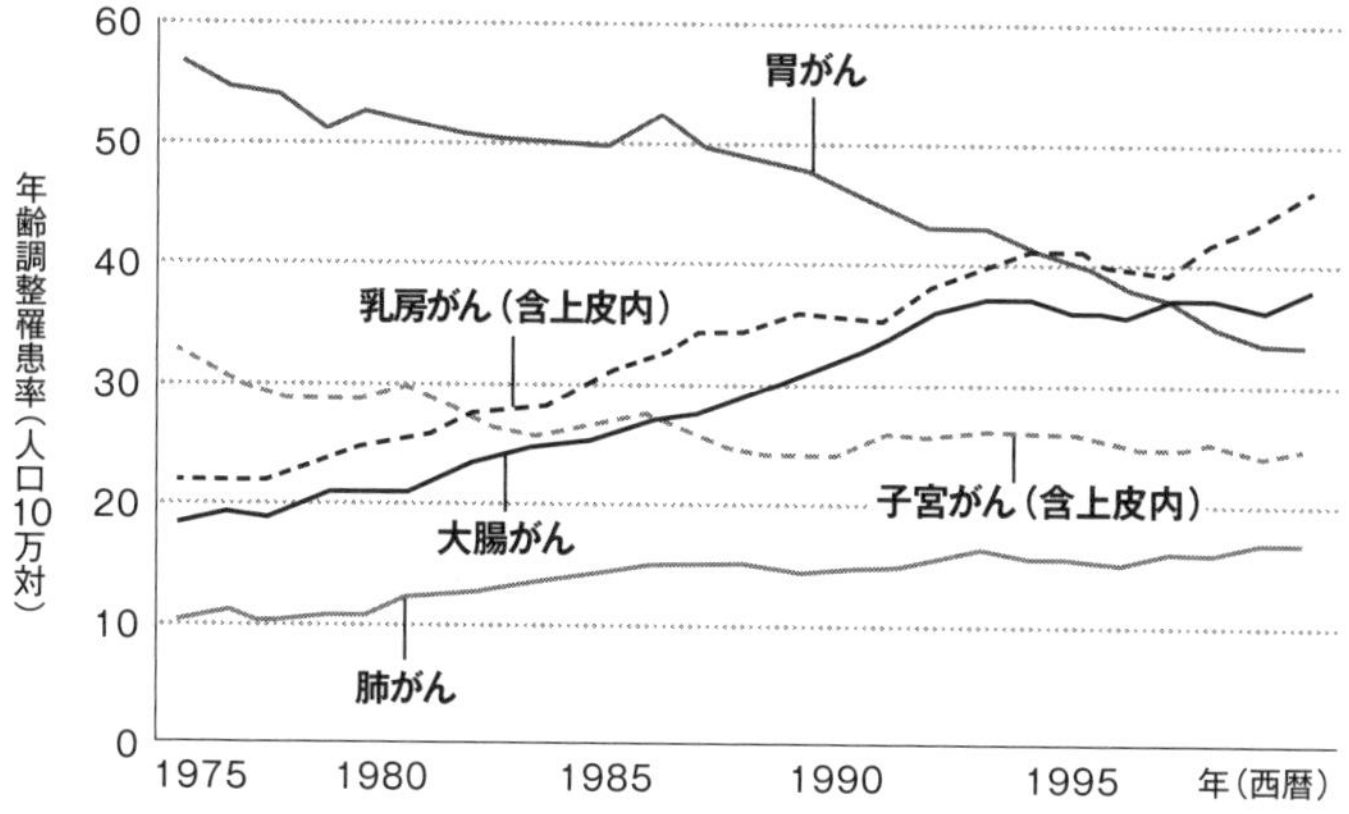

一方の進行大腸がんは、場合によっては最近、腹腔鏡下手術なども行われることがあり、治療が進歩しています。しかし、いくら治療が進歩しているからといって、予防が必要ないわけでは決してありません。後述するように毎日の生活が重要なのです。意識して行うと、少しでも大腸がんを予防できるというものです。

次に、激増する潰瘍性大腸炎やクローン病について述べます。

潰瘍性大腸炎は、クローン病とともに難治性炎症性腸疾患と呼ばれ、厚生労働省の特定疾患（難病）に指定されています。潰瘍性大腸炎は、大腸の粘膜にびらんや潰瘍を起こす病気で、よくなったり再発したりを繰り返す慢性病なのです。症状としては、粘血便、下痢、腹痛があり、発症は20～30歳代の若い人に多いのが特徴です。

クローン病は、口の中から肛門までの消化管のどこにでも（おもに回盲部…小腸から大腸への移行部）炎症や深い潰瘍が起こります。このクローン病は、潰瘍性大腸炎よりも発症年齢が若く、10～20歳代が中心です。おもな症状は発熱、腹痛、下血、下痢、体重減少などです。クローン病は、患部を切除しても再発しやすく、完全に治すのが難しい病気なのです。

このような潰瘍性大腸炎やクローン病ですが、「食の3大革命」のところでも述べ

大腸がんの発がんモデル

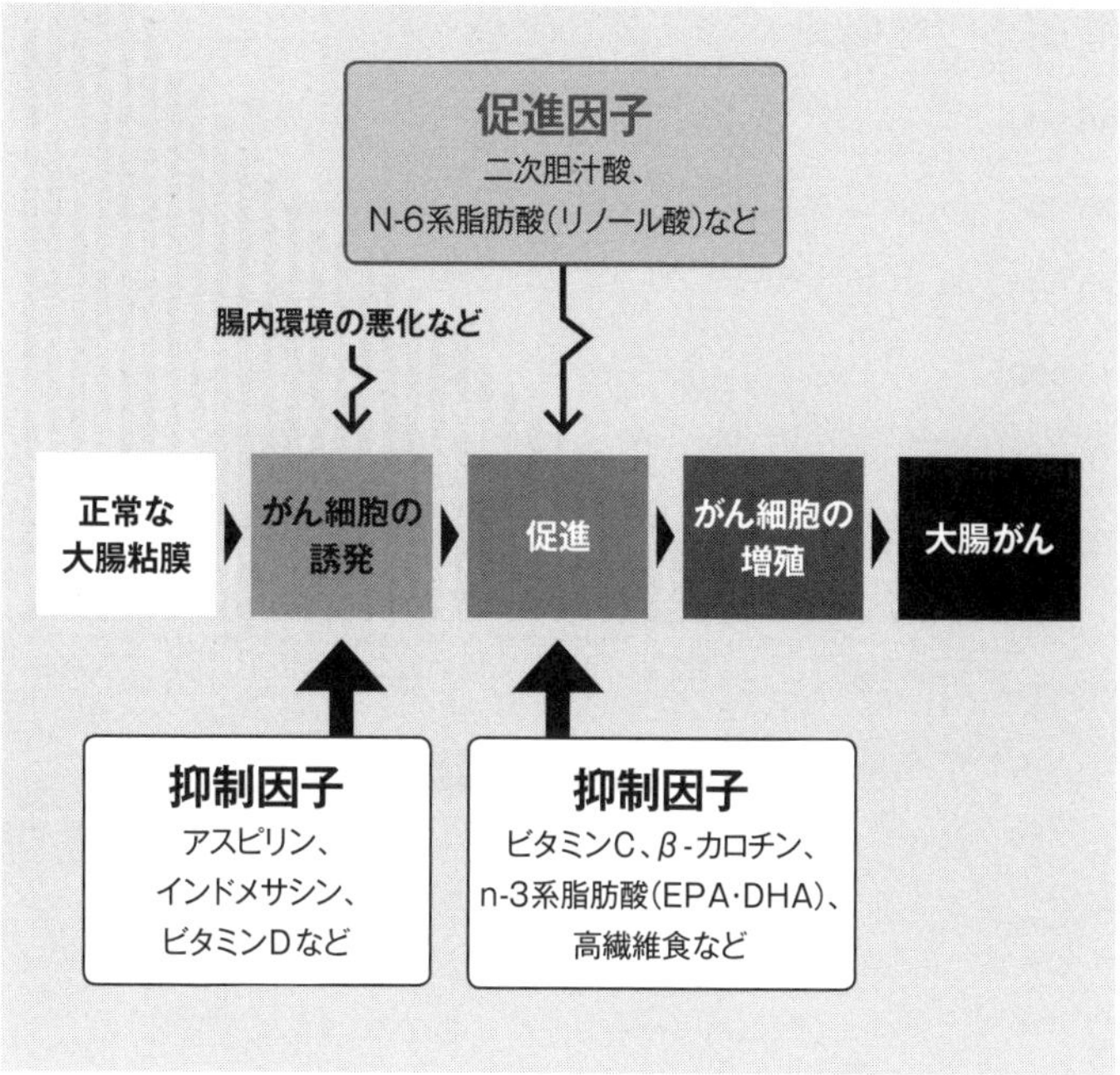

潰瘍性大腸炎とクローン病の増加

クローン病医療受給者証交付件数の推移

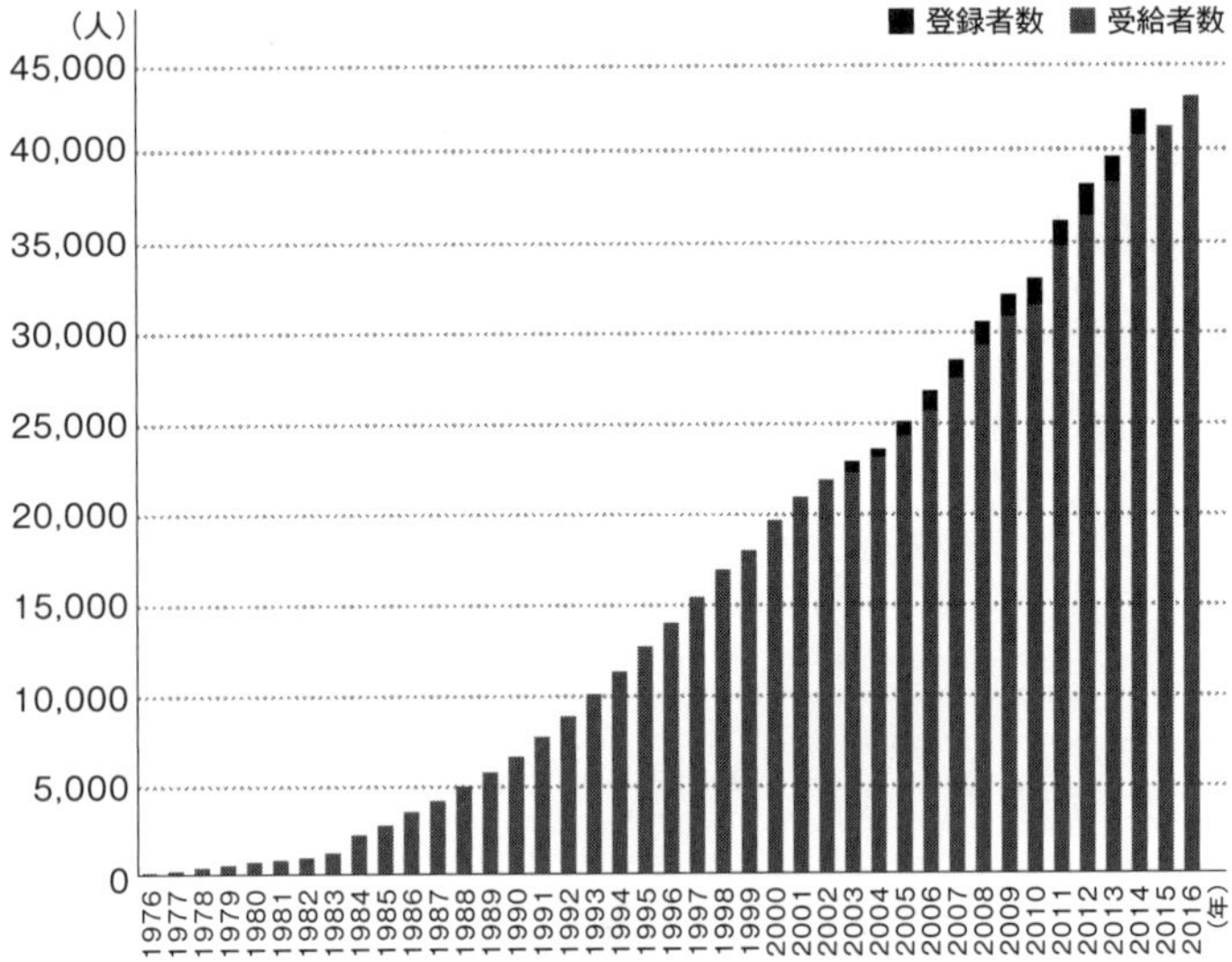

クローン病の推定発症年齢

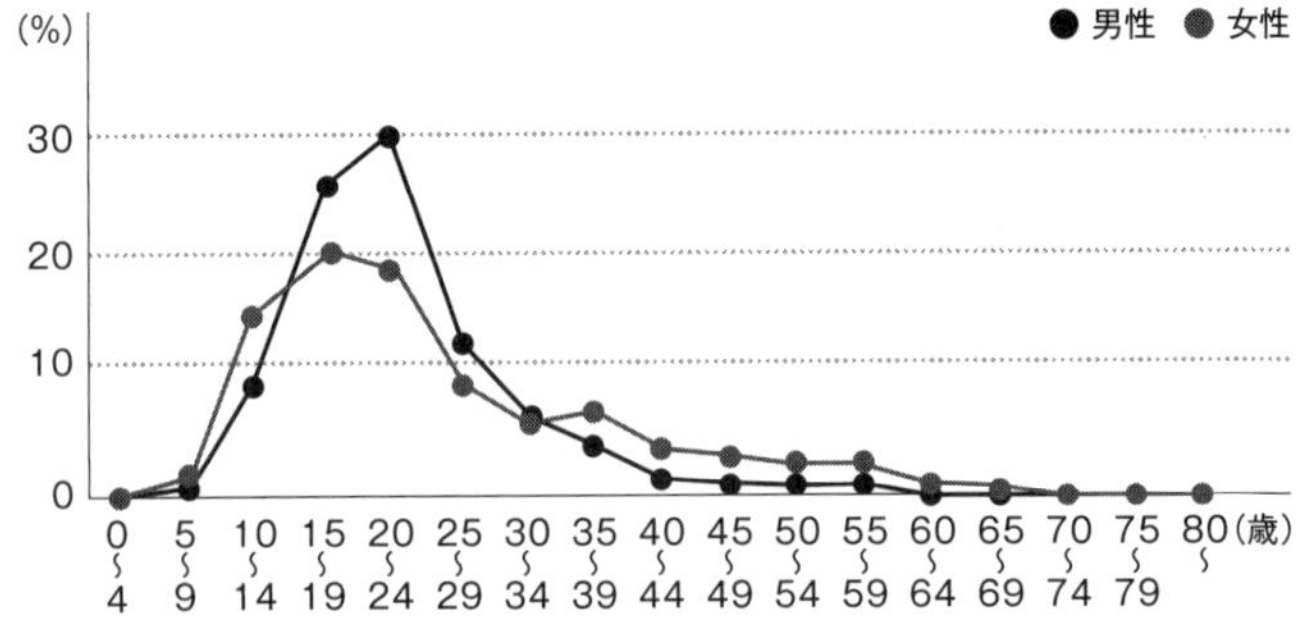

潰瘍性大腸炎医療受給者証交付件数の推移

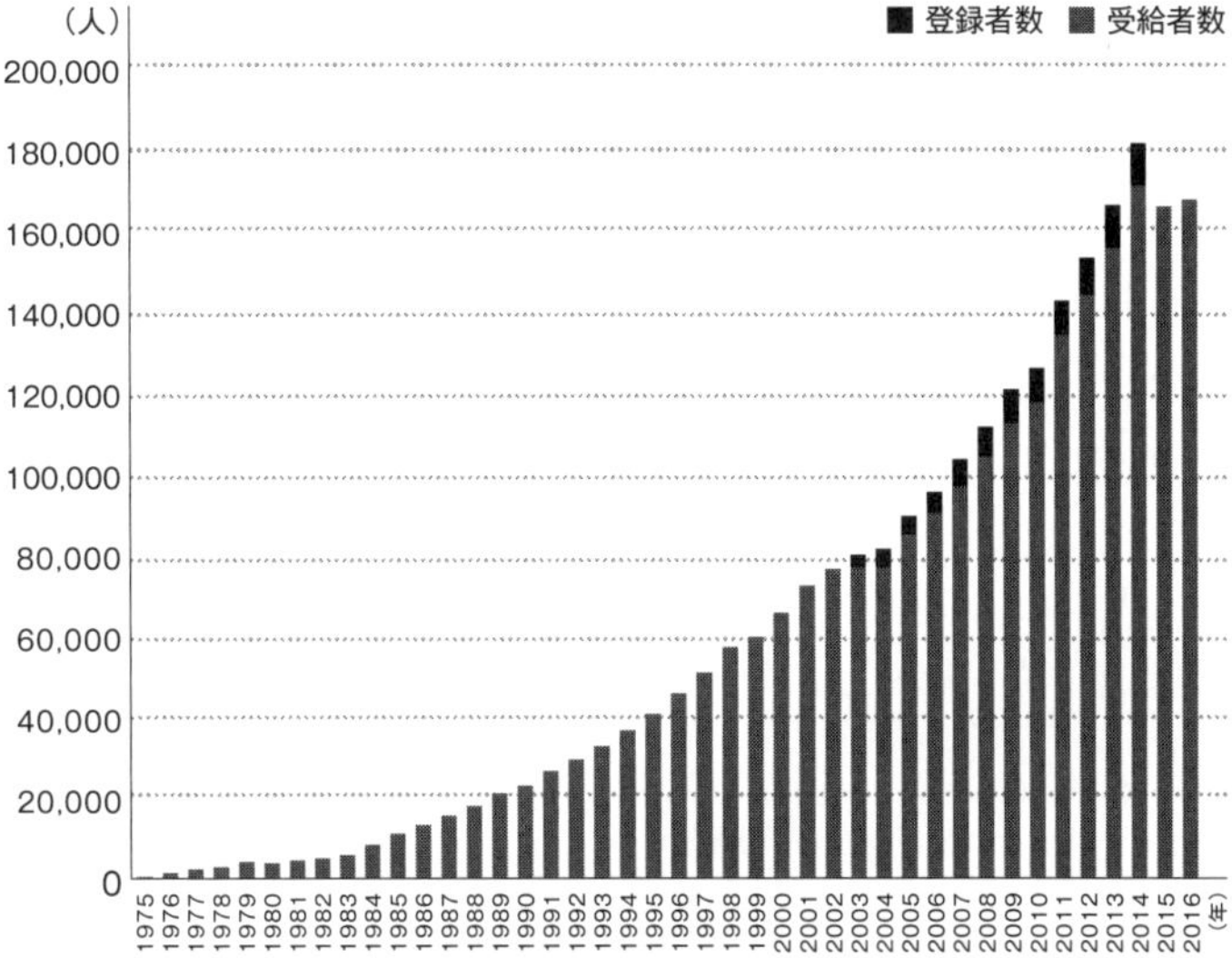

潰瘍性大腸炎の推定発症年齢

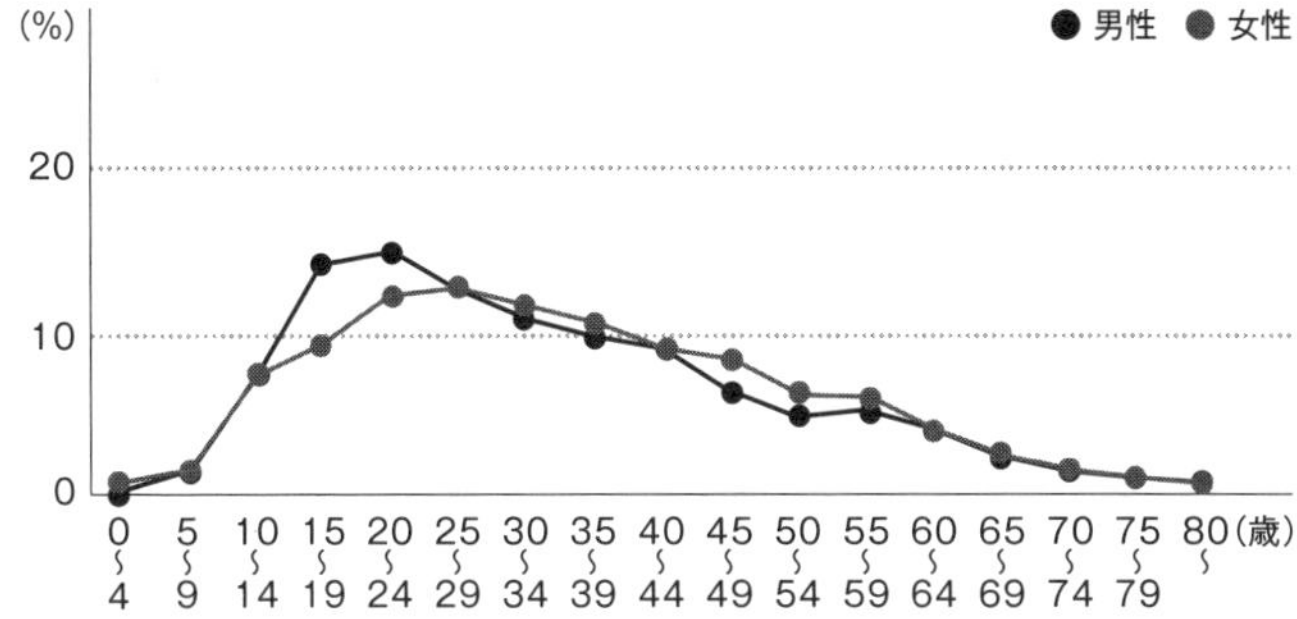

たとおり、1980年代以前の日本では非常に少ない病気でした。しかし、ここ30年余りで激増しているのです。具体的には、潰瘍性大腸炎罹患者は毎年5000〜8000人ずつ増加し、医療受給者証交付件数をみると2017年には12万8734人以上、クローン病も毎年1000〜1500人ずつ増加し、実に4万1068人以上の患者さんが存在するのです。どちらの病気も原因は不明であり、薬でコントロールしながら生活していくことになります。また潰瘍性大腸炎やクローン病の活動期においては、厳密な食事のコントロールを必要とします。後述しますが、これらの病気は食事やストレスなどの環境因子も大きく関与しているのです。

では、腸の病気の中でも一般的なものは何かというと、それは誰もが一度は経験したことがある便秘といえるでしょう。平成22年国民生活基礎調査によれば、人口1000人当たり、女性で50・6人、男性では24・7人の人が便秘であると答えています。平成10年の同じ調査では、女性が46・7人、男性では18・6人でしたから、ここでも腸の具合が悪い人が増加していることがわかります（下痢は、女性11・7人、男性5.5人）。単純に計算すると、日本中で約500万人が便秘ということになりますが、実はこの約1.5倍の750万人くらいの人が便秘ではないかといわれています。この便秘が増加した原因として、不況などでの社会的不安によるストレス、無理なダイエットや炭水化物抜きダイエットによる食物繊維摂取量の減少、昼夜逆転による生活リズムの変化、車社会による日常の歩行量の減少などが示唆されています。

このようにさまざまな要因によって、今、日本人の腸が最悪の状況に置かれていることが、おわかりいただけたのではないでしょうか。

第2章

最強！
オリーブオイル納豆

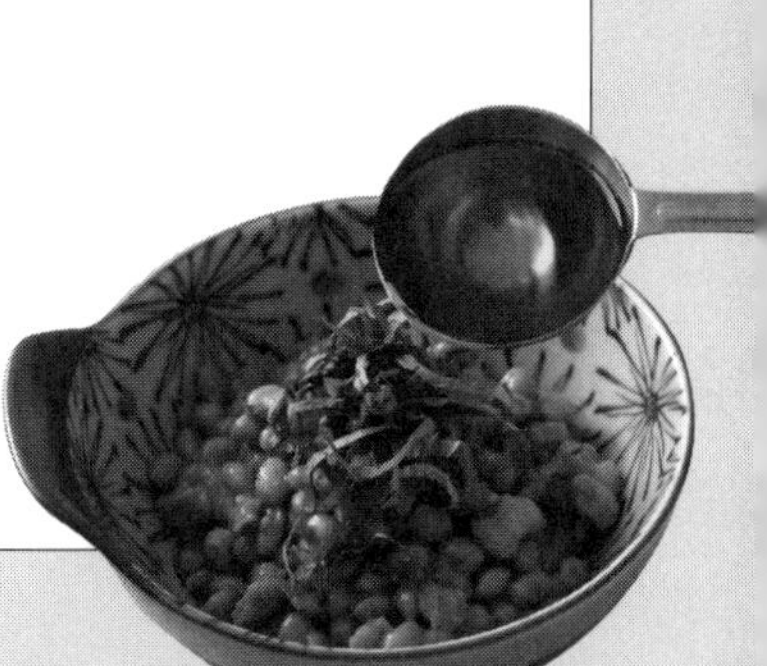

さて、今日本人の腸が置かれている最悪の状況についてご理解いただいたところで、いよいよその救世主ともいえる、私の提唱するオリーブオイル＝エキストラバージンオリーブオイル（以下ＥＸＶオリーブオイル）納豆を摂取することの健康効果について述べていきたいと思います。

（※ただし、以下の内容の中には明確なデータとなっておらず、あくまで私の所感と推測に基づいたものも含まれていることをご理解ください）

すばらしい排便促進効果

よく市販されているカップ入りの納豆に大さじ1杯のＥＸＶオリーブオイルを入れて、さらにタレを入れてよくかき混ぜると、納豆の独特なニオイと、ＥＸＶオリーブオイルの青みがかった香り（ポリフェノールの含有量によって異なる）が消えて、納豆があまり好きではない人も、食べやすくなります。そして夕食時にこのオリーブオイル納豆を通常の食事と一緒に摂ると、加齢によって腸の働きが衰えていたり、後述する停滞腸や軽度の便秘の人は、排便がラクになることが多いのです。

加齢によって衰える腸の働き

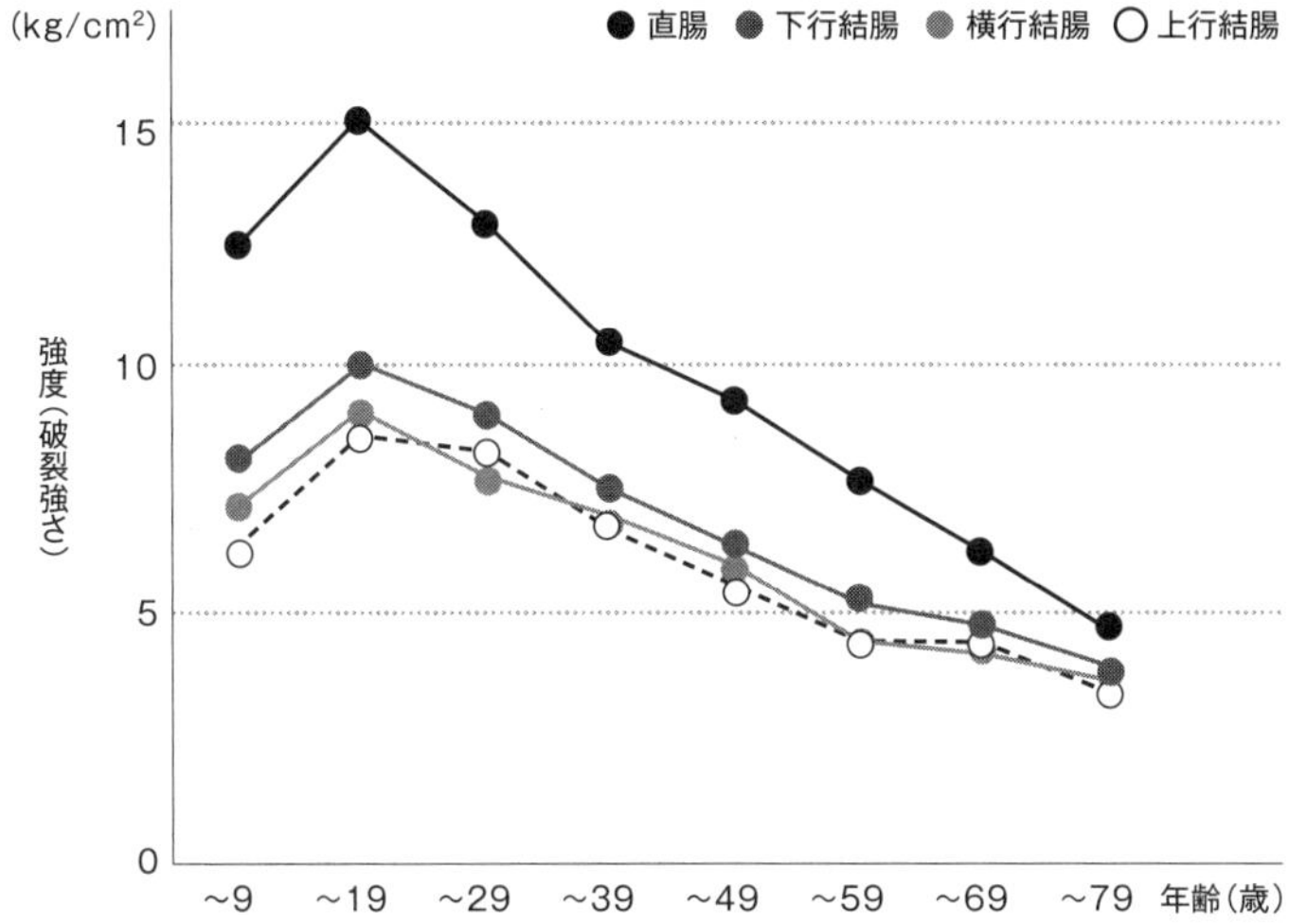

出典:「ヒト腸管壁各部分の強さの年齢比較」より
(Hosoda S, et al : Age-related changes in the gastro intestinal tract. Nutrition Review 50, 1992)

直腸、下行結腸、横行結腸、上行結腸に負担をかけ、弾力性(強度)を調べた結果を表したグラフ。いずれも10代から20代の前半をピークに、弾力性が失われていく

排便促進の重要性とは？

それでは、ここであらためて、腸の具体的な働きと、排便を促進することがなぜ体にとってよいのか、なぜ必要なのかを説明しておきましょう。

通常、私たちが摂った食物は、まず胃に溜められてドロドロの状態になったあと、小腸に送られます。小腸には、胃に続く十二指腸、空腸、回腸があり、これらを通る間に、さらに消化が進み、必要な栄養素が吸収されます。

そのあと送られる大腸には、上行結腸、横行結腸、下行結腸、S状結腸、直腸があり、それらを通過する間に、余分な水分が吸収されて便ができます。最後は直腸から肛門を通って便が排出されます。

このように腸は、前出のように消化・吸収・排泄の役目を受け持っていて、それらが正常に機能していれば何の問題もないのですが、ときにその基本的な働きが鈍くなる「停滞腸」の状態に陥ることがあります。

腸は、伸び縮みを繰り返すミミズの動きのような「蠕動《ぜんどう》運動」で、内容物を先へ先へと送ります。停滞腸とは、おもに大腸の運動が停滞し、排泄力が低下した状態を指

「停滞腸」の典型的症状

排便は毎日か1日おきに少量ずつあるものの、
お腹に張りがある
（何らかの原因によって腸の運動が
低下傾向にあるために起こる症状）

↓

腸内の便が完全に排出されず、
腸内の便の腐敗などが進むことによって、
善玉菌が低下傾向になる一方、
悪玉菌が増加傾向になる

↓

腸内細菌のバランスが崩れてしまう

停滞腸
排便はある程度あるものの、腹部膨満感、
残便感など、腸の運動が低下している状態の総称しており、腸冷えがあるとこの停滞腸が起こりやすくなります。しかも、この二つはお互いに悪循環を招く関係にあります。腸が冷えていると動きが鈍くなり、動きが鈍くなることで冷えが加速されるのです。

腸の停滞というと、便秘と同じような意味にとらえる人もいるかもしれません。確かに、便秘は停滞腸が進行したことから起こる代表的な症状ですが、停滞腸はもっと幅広い意味を持っています。

例えば、便秘という自覚がなくても、停滞腸の人は多くみられます。お腹の張り、ガス腹、残便感、原因のはっきりしない腹痛等を認めることがあるのです。しかも老廃物を溜めると大腸がんを招く危険性さえあるのです。

できるだけ排便を促進させることが、どれだけ大事かをご理解いただけるのではないかと思います。

納豆が苦手な関西にまで広がった魅力

『はじめに』でも少しふれましたが、このような内容の記事を雑誌『anan』(マガジンハウス刊）に載せてもらったのは、私が開業した次の年の２００５年でした。この当時は、国際オリーブ協会（ＩＯＣ）の仕事を手伝っていたこともあり、ＥＸＶオリーブオイルのおいしくて効果的な摂り方について、検討していたのです。私のクリニックの「便秘外来」を受診した人の中で、前述の軽症の便秘の方にオリーブオイル納豆を勧めたところ、約70％程度の人が排便時に調子がよくなったと語っていました。

その後も雑誌やテレビで次々と紹介されたことによって、オリーブオイル納豆は認知されていったわけですが、その挙句、最近ではオリーブオイル納豆は当たり前のようになってきて、私以外の健康番組にレギュラーで出演されている医師が、さも自分が発明したかのごとく話しているのを知って、びっくりしてしまいました。まあ、それだけオリーブオイル納豆が効果的だということを体感してもらったことの証明といってもよいかもしれません。

一方で私がオリーブオイル納豆の話を始めた頃、関西では、まだまだ納豆が嫌い、納豆のニオイが我慢できないという人々が大多数を占めていました。しかし、その後、とても体によいということで、納豆の健康効果が次第に判明してきて、関西でも少しずつではありますが、納豆を食べるようになってきたのです。そしてオリーブオイル納豆の食べやすさがさらに輪をかける形で、ますます広まっていったものと示唆されるのです。

キムチを加えてさらにパワーアップ!

また現在までに、オリーブオイル納豆にキムチを混ぜて食べると、さらにパワーアップするということも、あるテレビの健康番組で公表させていただきました。これもさらに、キムチのピリッとした辛さが加わっておいしく食べやすくなったのが認められたのか、さまざまなところで取り上げられるようになってきました。このオリーブオイル納豆にキムチを入れたバージョンでは、キムチに含有される植物性乳酸菌が加わってますます腸内環境が改善され、健康効果が増進されるものと考えられます。

ここがすごい！
オリーブオイル納豆の健康ポイント

では、このオリーブオイル納豆がなぜ健康に効果を及ぼすのでしょうか？　いくつかのポイントが類推できます。

①エキストラバージンオリーブオイル（以下ＥＸＶオリーブオイル）に多量に含有されているオレイン酸の有する排便促進効果

②納豆そのものの食物繊維、特に大豆そのものよりも多く含有されている水溶性食物繊維が排便をより促進すると示唆される

③納豆菌に関しては、納豆そのものの排便に関わるデータは存在しないものの、納豆菌が腸内に入って腸内環境をよくすることが推測される

④納豆に付着しているネバネバ、つまりはポリアミン。これが排便促進効果を有する可能性が考えられる

これは私の考えですが、この納豆のネバネバであるポリアミンが存在すると、納豆にＥＸＶオリーブオイルをミックスした場合、このポリアミンの中にＥＸＶオリーブオイルがからみ合わさることになります。そうなると、ポリアミンとからみ合ったＥＸＶオリーブオイルのオレイン酸が、腸のすべりをさらによくしてくれて、排便促進効果を増大させるのではないかと考えられます。ちなみにＥＸＶオリーブオイルを短時間で、多量に摂取した場合、腸で吸収されにくく腸管内に残り、腸管内の残渣《ざんさ》と混じり合って、すべりをよくするという性格があります。これがポリアミンとＥＸＶオリーブオイルがからみ合うことで、さらに腸管内ですべりがよくなるというわけです。

特に高齢になってくると、腸管機能が低下し、排便障害（便秘）になる人が増加してきます。加齢によって腸管機能が低下することは、これはある意味で仕方のないことですが、オリーブオイル納豆を摂ることで、低下した腸管機能を補うことは可能で

はないかと示唆されます。

温暖化からの殺人的暑さにもオリーブオイル納豆！

昨今の記録的猛暑がもたらす弊害にも、オリーブオイル納豆が効果を発揮するといったら、皆さん驚かれるでしょうか。

２０１９年５月３日、気象庁によると、東京都心を含む全国２０９地点で最高気温が25度以上になる夏日となりました。静岡県浜松市28・8度、群馬県高崎市28・8度、東京都練馬区26・7度を観測しています。さらに同年８月３日には全国で猛暑日（最高気温35度以上）を記録した地域が多数認められ、熱中症の疑いで22人が死亡しています。このような気候が続くと熱中症にもなりやすいのですが、実はなんと便秘が増悪することも多いのです。というのも、水分を多く摂っても発汗で失われ、大腸に行かなくなってしまうことが原因なのです。ご存知でしたか？　このような場合にもオリーブオイル納豆は、有効かつ効率的に排便促進に作用するのです。

オリーブオイルってどんな油？

いうまでもなくオリーブオイルは油です。ではそもそも油はヒトの体にとってどのような存在なのか？　そのことについて説明しておきましょう。

油（脂質）の主成分は脂肪酸で、大きく飽和脂肪酸と不飽和脂肪酸に分けられます。このうち、特に不飽和脂肪酸は、体内ではつくることのできない必須脂肪酸を多く含んでいるので、食べものとして外から摂る必要があるのです。

不飽和脂肪酸は、私たちの体をつくる細胞の細胞膜を構成する成分でもあります。細胞膜は、細胞に必要な栄養素を摂り込み、不要なものはシャットアウトするという重要な働きをしているもの。つまり、細胞膜が健康でないと、細胞に十分な栄養がゆき渡らず、また不要物の排出もうまくいかない、といった不都合が起こってくるわけです。

飽和脂肪酸は動物性脂肪（肉類、バターなど）に多く含まれ、不飽和脂肪酸は植物性脂肪（植物油など）に多く含まれます。

ちなみに油には、食用油やバター、ラードといった「見える」油ばかりでなく、「見

油脂摂取量の現状

	見える油（g）		見えない油（g）		
	食品名	脂質摂取量	食品名	脂質摂取量	計（g）
植物性	植物油	7.9	穀類	4.6	
	マヨネーズ類	1.8	豆類	4.3	
	マーガリン	0.9	菓子類	3.1	
			調味料類	3.1	
			その他	1.6	
	小計	10.6	小計	16.7	27.3
動物性	バター	0.8	肉類	13.6	
	動物油脂	0.1	卵類	3.4	
			乳類	4.7	
			魚介類	5.0	
	小計	0.9	小計	26.7	27.6
	合計	11.5	合計	43.4	54.9

出所：平成25年国民保険・栄養調査報告より作成（国民1人1日あたり平均）

えない油」があります。

見えない油とは何でしょうか？　それは肉類や穀類、豆類、乳製品などの食品に含有されている油のことです。油の摂りすぎを心配する人は、この見えない油の摂り方に注意が必要なのです。我々日本人は、見える油1に対して、見えない油を3.7倍も多く摂取しているといわれています。たとえば、乳製品からは1日4.7g、卵からは3.4gの油を摂っているわけです。またオムライスやグラタン、パスタなどのメニューも、チーズやバター、肉をたくさん用いると脂質は多めになってしまうのです。

さて、そこでオリーブオイルです。

EXVオリーブオイルは他の油に置き換えた場合、LDL（悪玉）コレステロール値を低下させ、HDL（善玉）コレステロール値を変化させないことが認められています。さらに納豆の水溶性食物繊維が脂質の吸収をブロックするので、脂質が血液中で異常に増加・減少する、いわゆる脂質代謝異常を抑制する効果が期待できます。これは脂質の状態に異常が生じると血管に不純物が蓄積し引き起こされる、心筋梗塞や脳梗塞などの病気を予防することにもつながるのです。

大腸がんを寄せつけない！

まず、オリーブオイル納豆は、その含有されるオレイン酸やポリアミン、水溶性食物繊維の効果によって、排便力を増加させます。そしてEXVオリーブオイルに含有されるポリフェノールの一種であるオレウロペインなどは、大腸がんに対して、有効に作用することが提示されています。さらにEXVオリーブオイルを豊富に用いる地中海型食生活（後に詳述）は、BMJ誌（ブリティッシュ・メディカル・ジャーナル：イギリス医師会雑誌…世界五大医学雑誌の一つ）に発表されたとおり、メタアナリシス（複数の研究の結果を統合しより高い見地から分析することで、もっとも質の高い根拠とされる報告）によって、大腸がんの危険率が6％減少すると記載されていました。つまり、すでにオリーブオイルだけでも大腸がんを寄せつけない効果があるのです。

さらにそこに納豆が加わることで、納豆の納豆菌や水溶性食物繊維が腸内環境を改善し、より有効な対大腸がん効果が期待できるといえそうです。つまり、納豆とEXVオリーブオイルとの相乗効果で、健康食材としてよりパワーアップされることが十分考えられるのです。

その他に期待できる健康効果

さらに、大腸がんのみならず、ＥＸＶオリーブオイルに何を加えたら、どういう健康効果のパワーアップが考えられるかを調べてみました。

１９９０年、アメリカの国立がん研究所で『デザイナーフーズ計画』というものが発表されました。これには「植物性食によるがん予防」というサブタイトルがついていて、長年の研究データに基づいて、がん予防に効果のあるフード（食材）ピラミッドという形で、非常にわかりやすく表現されています。

このピラミッドを見ると、にんにくや緑黄色野菜、全粒粉の穀物をよく食べる「地中海式食事」に近いことがわかります。また、大豆やしょうが、緑茶、柑橘類など和食に重なる食材も多く、後に詳述する「地中海式和食」が健康によいことが、ここからも十分裏付けられるというものです。

また、このフードピラミッドに従って、オリーブオイル納豆に、にんにくしょうが、たまねぎなどを加えることで、さらに大きくパワーアップすることが期待されます。

がん予防効果がある食品(フードピラミッド)

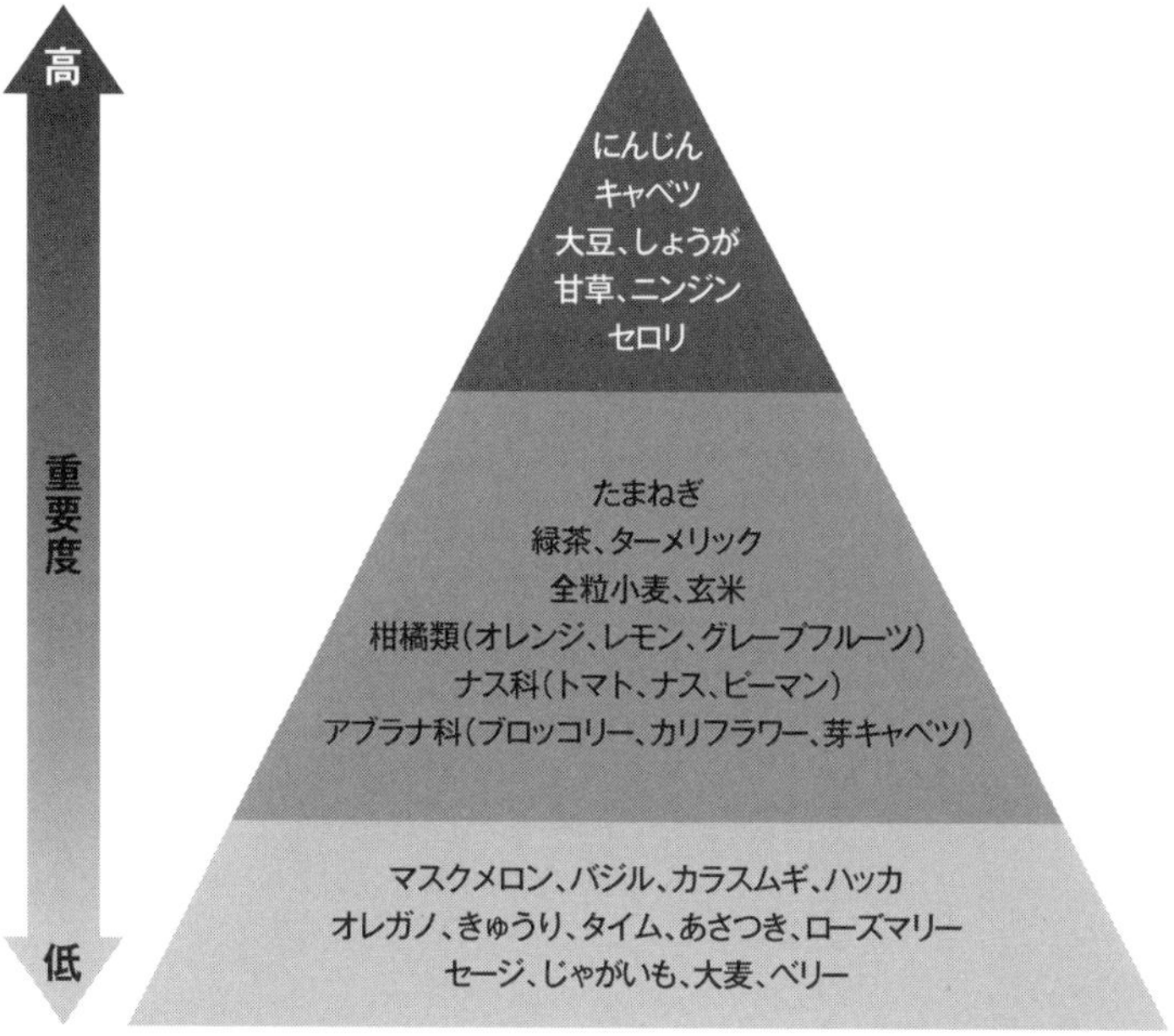

大腸がんを遠ざけるために
さらに大事なこと

　しかし、いくらオリーブオイル納豆がよいからといって、一方で赤身肉を食べていては、大腸がんのリスクが増大してしまいます。

　普段の食事で、メインのおかずが肉という人は多いと思いますが、魚も上手に取り入れて、肉だけに偏らないようにしましょう。なぜなら、肉（牛や豚）中心の食生活は大腸がんのリスクを高めるからです。特に、脂肪の少ない赤身肉はもっとも要注意と報告されています。

　それというのも、スペインの地中海に浮かぶマヨルカ島で大腸がんの患者286人と健康な人295人を対象にその食生活を調べた結果、大腸がん患者のグループでは赤身肉の摂取量が明らかに多いことがわかったのです。

　赤身肉ががんのリスクになる理由として、コレステロール値を上げる飽和脂肪酸が多いことがあります。それをたくさん食べていると、さまざまながんの発症リスクが高くなるといわれている肥満やメタボリックシンドローム等にかかりやすくなるので

食べもの・栄養・身体活動と大腸がんとの関係

確実度	予防因子	危険因子
確実	①身体活動 ②食物繊維を含む食べもの	①赤身肉 ②加工肉 ③アルコール飲料（男性） ④肥満 ⑤内脂肪型肥満 ⑥高身長
ほぼ確実	①にんにく ②牛乳 ③カルシウム	①アルコール飲料（女性）
限定的	①非でんぷん性野菜 ②果物 ③ビタミンDを含む食べ物	①鉄を含む食べもの ②チーズ ③動物性脂肪を含む食べもの ④砂糖を含む食べもの

出典：2011年　World Cancer Research fundより

す。

また、赤身肉には鉄分が多く含まれています。適量の鉄は人体に必要ですが、鉄は脂質と一緒になると活性酸素を発生させやすくなり、これが増えると老化やがんの引き金になってしまいます（※フェントン反応）。

さらには、肉を焼くことによってつく「焦げ」にも、発がん物質が多く含まれています。しっかり火を通した肉（ウエルダン）を好む人のほうが大腸がんになりやすいという報告もあります。肉食はせいぜい1日おきに、しかも1日平均80g未満に抑えましょう。

第3章

オリーブオイル納豆のおいしくて健康的な食べ方

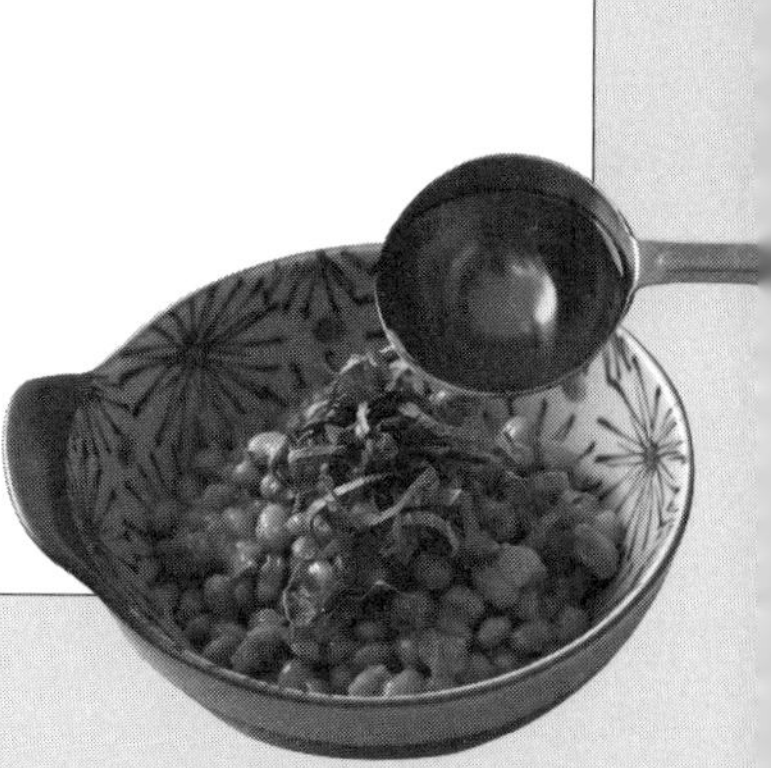

オリーブオイル納豆が最高にあうごはん

さあ、この章ではオリーブオイル納豆をより一層おいしく健康的に摂取するための方法を紹介していきましょう。

まずはごはんについてです。

白米や白パンがなぜ白いのか？　それは精製・加工する過程で、原料となる穀物の外皮が取り除かれているためです。

外皮には、次ページにも示したとおり、食物繊維をはじめ、マグネシウムや亜鉛などのミネラル、ビタミンB群など生命活動に欠かせない大切な成分がたくさん含まれています。つまり精製・加工される過程で、大切な要素が白米や白パンでは減らされてしまっているのです。

大事な主食はできるだけ、精製加工されていない穀物（全粒穀物）を摂りましょう。栄養的にもすぐれた雑穀を混ぜて食べるのもいいですね。これらは、炭水化物の中でも血糖値の上昇がゆるやかというメリットもあります。

具体的には、スーパー大麦や玄米、パンであればライ麦パンなどです。

穀物や全粒穀物にはミネラルが豊富(100g中)

	ミネラル				ビタミンB群					
	カリウム mg	カルシウム mg	マグネシウム mg	亜鉛 mg	ビタミンB1 mg	ビタミンB2 mg	ナイアシン mg	葉酸 mg	ビタミンB6 mg	食物繊維 g
精白米	89	5	23	1.4	0.08	0.02	0.12	12	0.12	0.5
玄米	230	9	110	1.8	0.41	0.04	6.3	27	0.45	3.0
押し麦	170	17	25	1.2	0.06	0.04	1.6	9	0.14	9.6
薄力粉	110	20	12	0.3	0.11	0.03	0.6	9	0.03	2.5
全粒粉	330	26	140	3.0	0.34	0.09	5.7	48	0.33	11.2
ライ麦粉	140	25	30	0.7	0.15	0.07	0.9	34	0.1	12.9

出典：文部科学省『日本食品標準成分表2015年版（七訂）』より

ライ麦パンは、ライ麦という種類の麦を使って、外皮を混ぜ込んでつくるパン。いわゆる黒パンの多くもライ麦からつくられていて、独特の香りとプチプチとした食感が特徴です。

また、最近はパスタも全粒粉入りのものがありますので、利用するといいでしょう。パスタにオリーブオイル納豆を混ぜて食べると、大変おいしいのはもちろんですが、さらに豊富な食物繊維が摂れるので、腸にとってとてもよいのです。

ただし、一方で玄米には少し注意が必要です。玄米は消化に悪いので、腸の働きが弱っているときに食べ続けると、便秘がひどくなったりする恐れがあります。食べるときもよく噛んで、ゆっくり食べるように気を付けましょう。

スーパー大麦の驚くべきパワー！

皆さん、スーパー大麦（バーリーマックス）をご存知でしょうか？

オーストラリアで開発された大麦の一種で、100gあたりの食物繊維量は23gと、なんと白米の約40倍！　大麦β-グルカンという水溶性食物繊維をたくさん含んでい

スーパー大麦の食物繊維は白米の40倍!

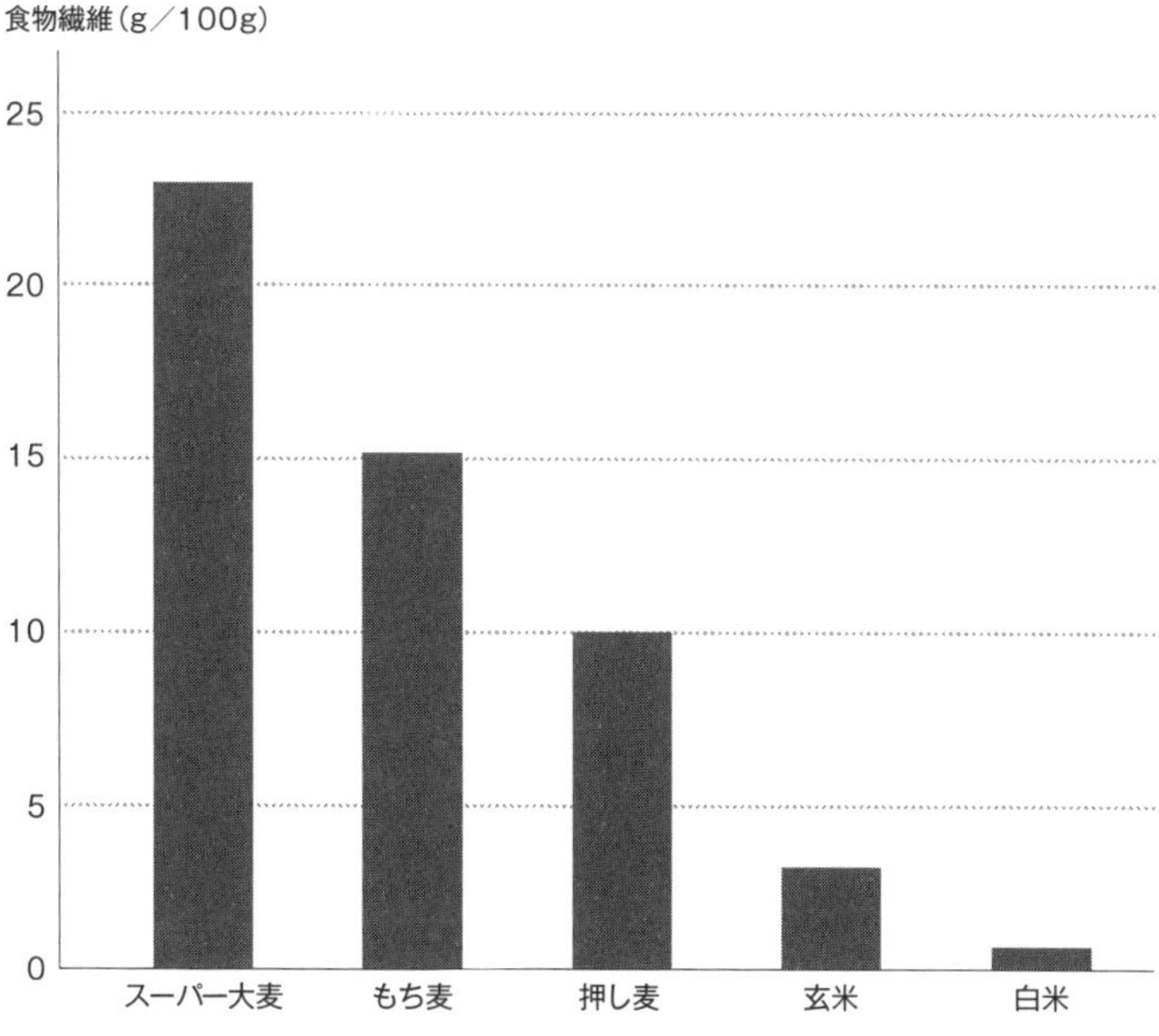

スーパー大麦バーリーマックス、もち麦／（一財）日本食品分析センター分析値
押し麦、玄米、白米／日本食品標準成分表2015

るのが特徴です。また、ヒトの胃〜小腸まででは消化されず、大腸に届くことで食物繊維様の働きをする難消化性デンプンも多く含んでいます。

β–グルカンには、悪玉コレステロール値を下げる、糖質の吸収を抑え食後の血糖値の上昇を抑える、満腹感を維持するなどの働きがあります。

さらに、スーパー大麦を朝食で食べると「セカンドミール効果」といって、糖質の吸収を抑える働きが次の食事まで続くため、ダイエットにはもちろん、糖尿病予防にも効果を発揮するのです。

ごはんは、白米だけでなく、スーパー大麦を混ぜて麦ごはんにしていただきましょう。茶碗1杯で約4.6gの食物繊維を摂ることができます。スーパー大麦が手に入りにくいという方は、同じように大麦β–グルカンがたくさん含まれているもち麦や押し麦で代用してください。

毎日食べたい！　スーパー大麦ごはんのつくり方

●材料（2人分）

米……1合

大麦β-グルカンのおもな生理機能性

❶心臓・循環器系の健康維持

→血圧上昇抑制機能

❷脂質代謝

→血中コレステロール低下、脂質吸収抑制作用

❸糖代謝

→血糖値上昇抑制作用、血中インスリン濃度調節作用、糖尿病予防効果

❹消化管への作用

→整腸作用（プレバイオティクス効果）、腸内細菌による発酵促進、胃粘膜保護作用

❺免疫調節作用

→腸管免疫の賦活作用、感染防御作用、抗アレルギー効果

スーパー大麦……大さじ4
水……米を炊く水＋スーパー大麦分の水80㎖

●作り方
①米を研いで炊飯器に入れる
②炊飯器に一合の目盛りまで水を入れる
③スーパー大麦とスーパー大麦分の水を入れる
④炊飯する
（※スーパー大麦は研ぐ必要はありません）

オリーブオイル納豆＋スーパー大麦ごはん喫食試験の被験者の感想

それではここで、実際にオリーブオイル納豆＋スーパー大麦ごはんを喫食してもらった方の声を、いくつか紹介させていただきます。

■大麦オリーブオイル納豆、おいしかったです！　米より豆腐と一緒に食べるのが好きです。トマトと混ぜてもおいしかったです。お腹がすごくスッキリしました！

■納豆にシソや薬味類をたっぷり入れて大麦とともに食べましたが、満足感がありました。いつもは朝に納豆と軽くごはんを1膳食べて出勤するのですが、必要ない感じでヘルシーでした。大麦が硬めの食感なので、よく噛んだのもよかったと思います。体調はよかったです。朝食後、お腹がスッキリ軽くて気持ちよかったです。元々便通はよいほうでしたが、さらによくなった気がします。

■通常、便秘ではないのですが、たまに便秘や下痢などの不調、また便が出ても少量ということもありましたが、この1週間はお腹をこわすこともなく一定量の排便があり、調子よくすごせました。スーパー大麦は食物繊維が腸の奥まで届くということですし、納豆は発酵食品、オリーブオイルも体によく、きっと最高の組み合わせなのでしょうね。オリーブオイルは便のすべりをよくする効果を感じました。納豆にオリーブオイルの組み合わせは意外でしたが、オリーブオイルで納豆がまろやかになりおいしくいただけました。スーパー大麦は、硬くはないのですが、白米よりは噛まなければならず、自然と噛む回数が増え、ゆっくり食べることができてよかったと思います。

■納豆、ねぎ、オリーブオイル、醤油、麦ごはん、味噌汁が平均的な献立でした。これに肉や魚、もしくは野菜のメインディッシュが1品。お通じに関しては、ほんとに調子よく、残便感もなくスッキリしました。

■それぞれ混ぜたものをお蕎麦に載せて食べたり、1品のおかずとしてごはんと一緒に食べたりしました。少し硬さが気になりましたが、味は個人的に好きだったので問題なかったです。最初は、体調が悪かったのか下しましたが、そのあとはわりといつもより快調だったように思います。普段が便秘だったり下したり、日によって調子がまちまちだったのが、わりと安定したかな、という感覚はありました。

以上のように、オリーブオイル納豆にバーリーマックス（スーパー大麦）を加えることで、毎日の排便状況が良化し、しかもおいしく食べられることが判明したのです。

さらに加えて、全員が3～4時間程度は満腹感が続き、大変腹持ちがよかったのです。オリーブオイル納豆＋スーパー大麦ごはんは1人前で約200kcal程度と比較的低カロリーであり、正月太りの予防などにも有用と考えられるのです。

では、オリーブオイル納豆にスーパー大麦を加えることによって特別に増加する水溶性食物繊維を多く摂ることで、どんな利点が得られるのでしょうか？　それは水溶性食物繊維を摂ることで得られる短鎖脂肪酸、特に酪酸を多く手に入れることにあります。

実は酪酸は、大腸粘膜上皮細胞を動かすためのエネルギーとなるものであり、これを得ることが正常かつ活発な大腸活動に寄与するわけです。

このように日本の伝統的な食事の一つである大麦（これをスーパー大麦にする）、納豆、そして地中海型食生活の伝統的な食材であるエキストラバージンオリーブオイルの三つを組み合わせる「オリーブオイル納豆スーパー大麦ごはん」は、これからの『新・伝統食』といってもよいかもしれません。

以上のような結果をみますと、普段はあまり便秘ではない人でも、オリーブオイル納豆にスーパー大麦を加えたものを1日1回摂ることで、お腹がすっきりすることが確認できたのです。現代人は、便秘ではなくとも、腹部膨満感を認める人が多いことを、以前に私は指摘しました。これは、日常生活の中で以前と比較して1日の食物繊維摂取量が減少、デスクワークが多くなったり、車を使うことが多くなったりすることで、1回の運動量の減少、昼夜逆転の生活、欠食（1日1～2回の食事）など、さまざまな要因でなることが多いのです。これは意外に若い人でも多く認められます。便秘でもないのにお腹が張るなどの状態を私は停滞腸と命名しました。この停滞腸は、便秘になる前段階ともいえるのです。これは前章でも説明しましたね。

便秘の人は長生きできない

そして、腸の働きが悪化すると、全身の健康も悪化していく危険性があることが次第に判明してきたのです。2012年に発表されたアメリカ・メイヨー医科大学の調査が参考になります。ミネソタ州に住む、1988～1993年の間に20歳以上だっ

メイヨー医科大学の調査結果
便秘がない人のほうが長生きできる

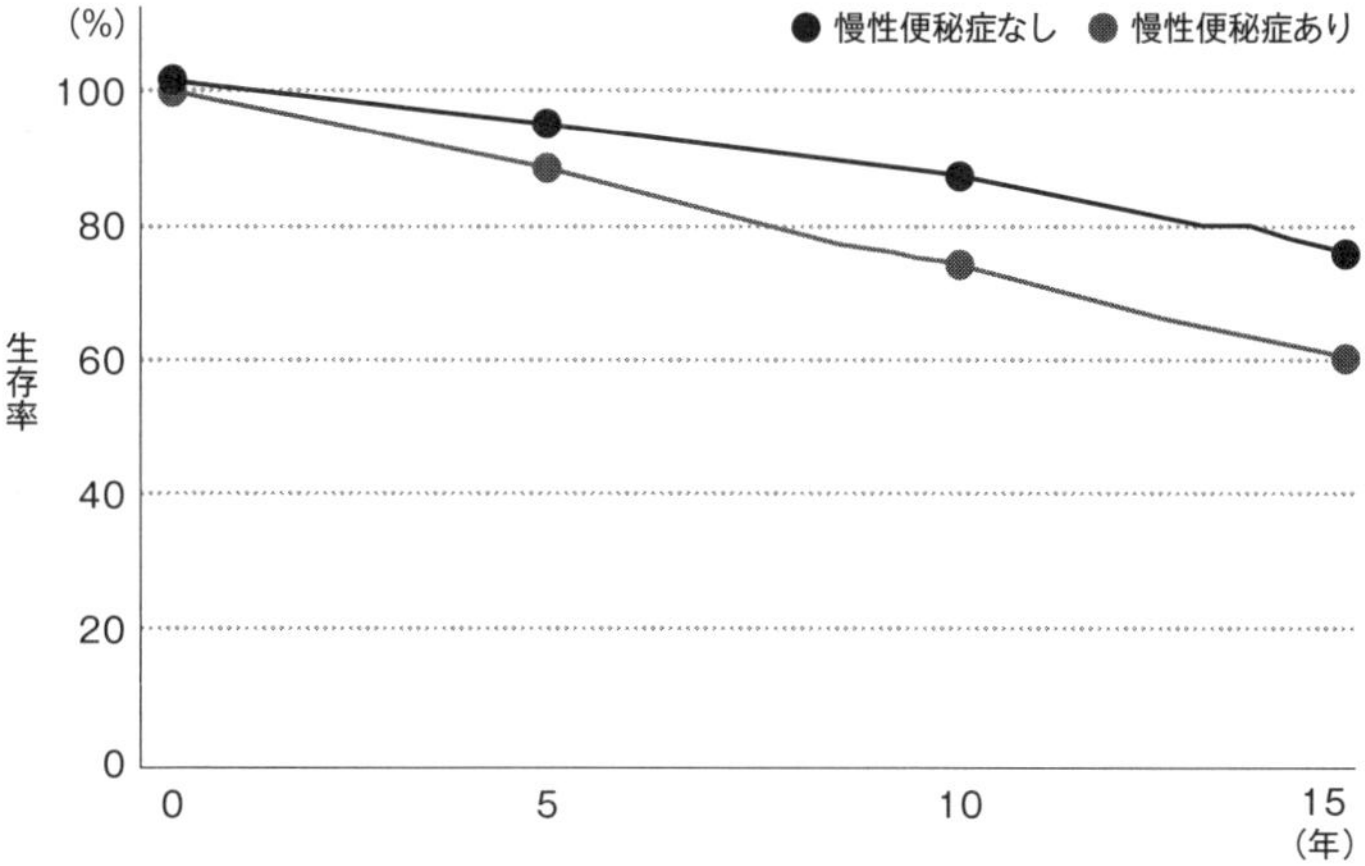

(Chang J.Y.et al The American Journal of Gastroenterology. 105.822-832.2010)

た3993人を、2008年までの15年間に渡って追跡調査したものです。それによると、慢性的な便秘がないと答えた人のほうが、明らかに生存率が高かったのです。このことは、「便秘などで腸の働きが悪い人は、長生きしにくい」ということの証明といえるのです。

まだまだある！　オリーブオイル納豆と他の食材のおいしくてヘルシーな組み合わせ

先述のとおり、オリーブオイル納豆とスーパー大麦の組み合わせは、おいしくて健康効果があるという結論でした。さらに、オリーブオイル納豆と他の食材の効果的な組み合わせとしては、パスタが挙げられます。パスタも食物繊維含有量が多く、硬質小麦（※小麦のうち、胚乳組織が密で圧砕剛度の高いもの。胚乳中のタンパク質〔→グルテン〕含有量が多い）でつくられるため、血糖値の上昇がゆっくりになるなどの利点が挙げられます。しかもおいしく食べられます。

また、オリーブオイル納豆の納豆には、納豆菌が存在するので、腸内フローラ（細菌叢）に対してはよい働きをするのですが、さらにパワーアップを図りたいなら、適量のキムチ（植物性乳酸菌が存在）を加えるといいことは前章で述べましたね。

オリーブオイル納豆のおいしく健康効果の高い食べ方はまだまだあります。83ページからいくつかの調理例を挙げておきますので参考にしていただきつつ、ぜひご自身でもさまざまな食材・食品との組み合わせを試してみてください。

オリーブオイル納豆のつくり方

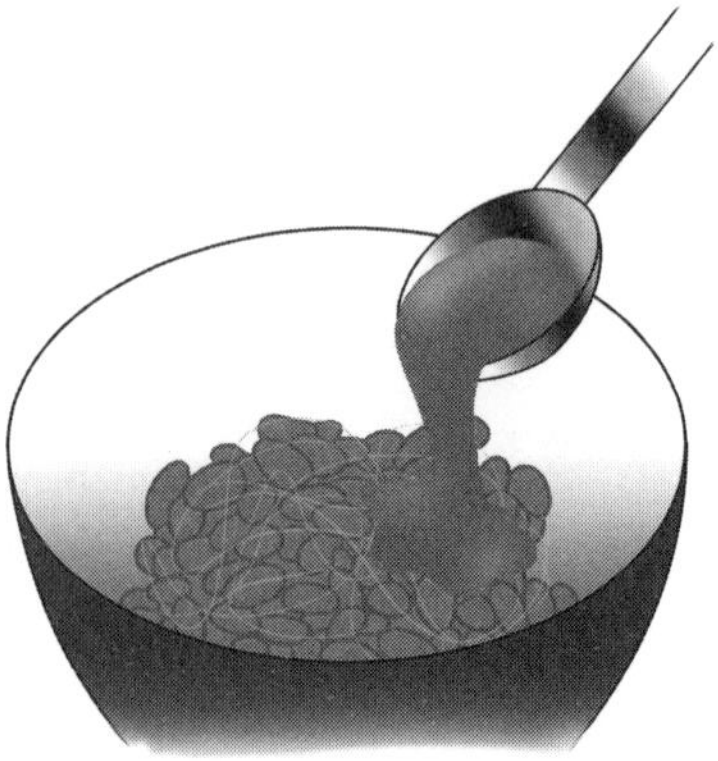

❶納豆１パックに対し、大さじ１のオリーブオイル入れる

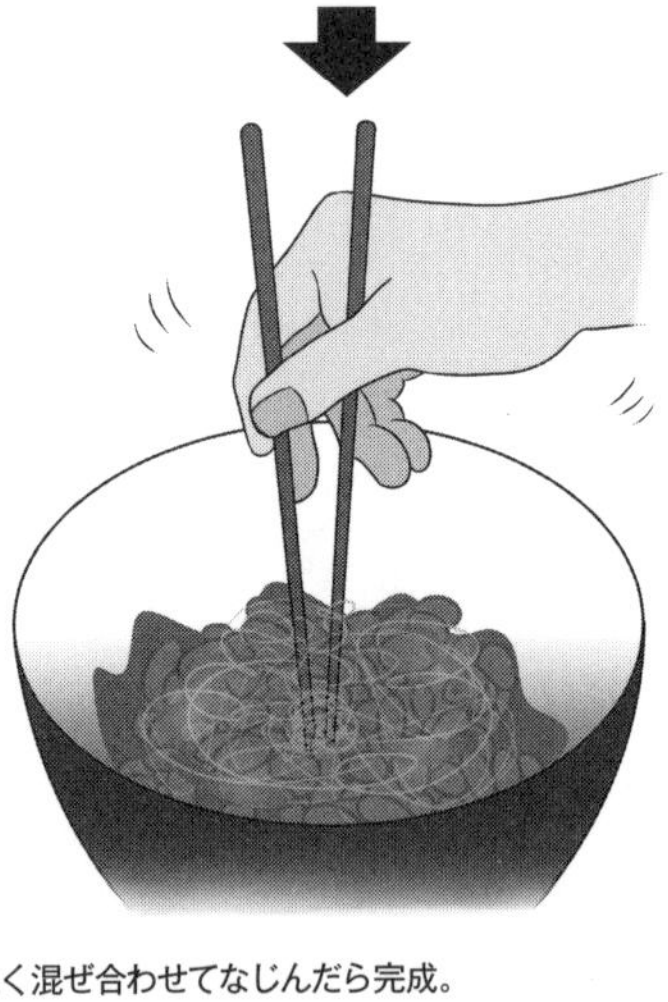

❷よく混ぜ合わせてなじんだら完成。
お好みで付属のタレや醤油を加える

オリーブオイル納豆おすすめちょいのせアラカルト(続き)

大根おろし

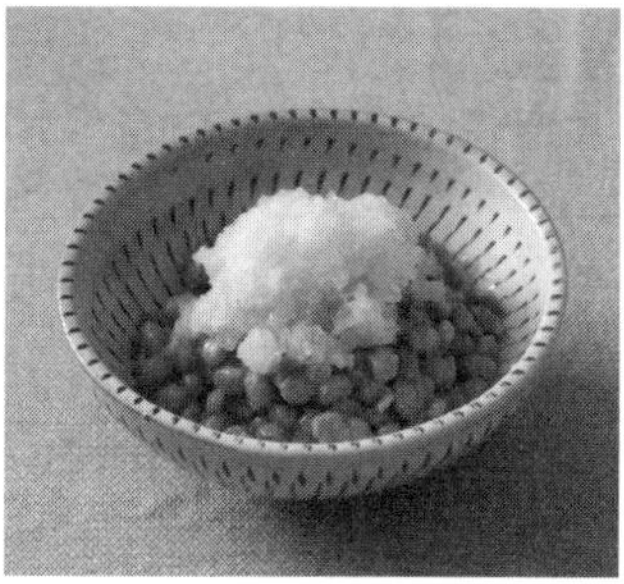

タンパク質分解酵素や脂肪分解酵素を豊富に含み、胃腸の消化機能を助けるのに役立つ

練り梅

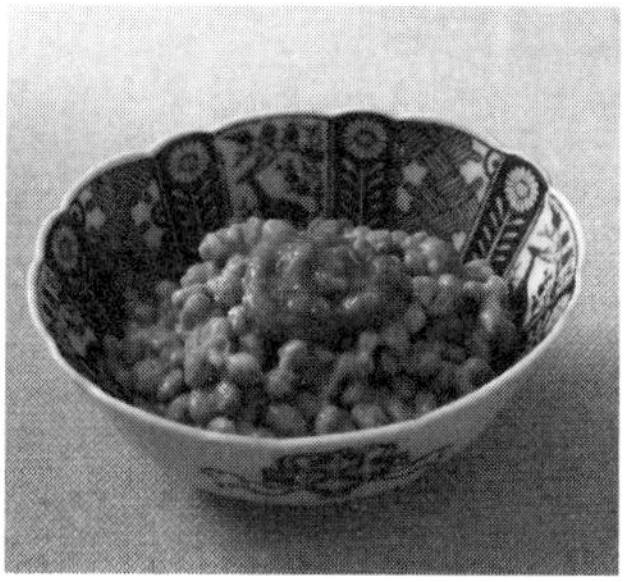

強力な抗菌作用や防腐作用を有する他、酸味によって食欲を増進させる効果もある

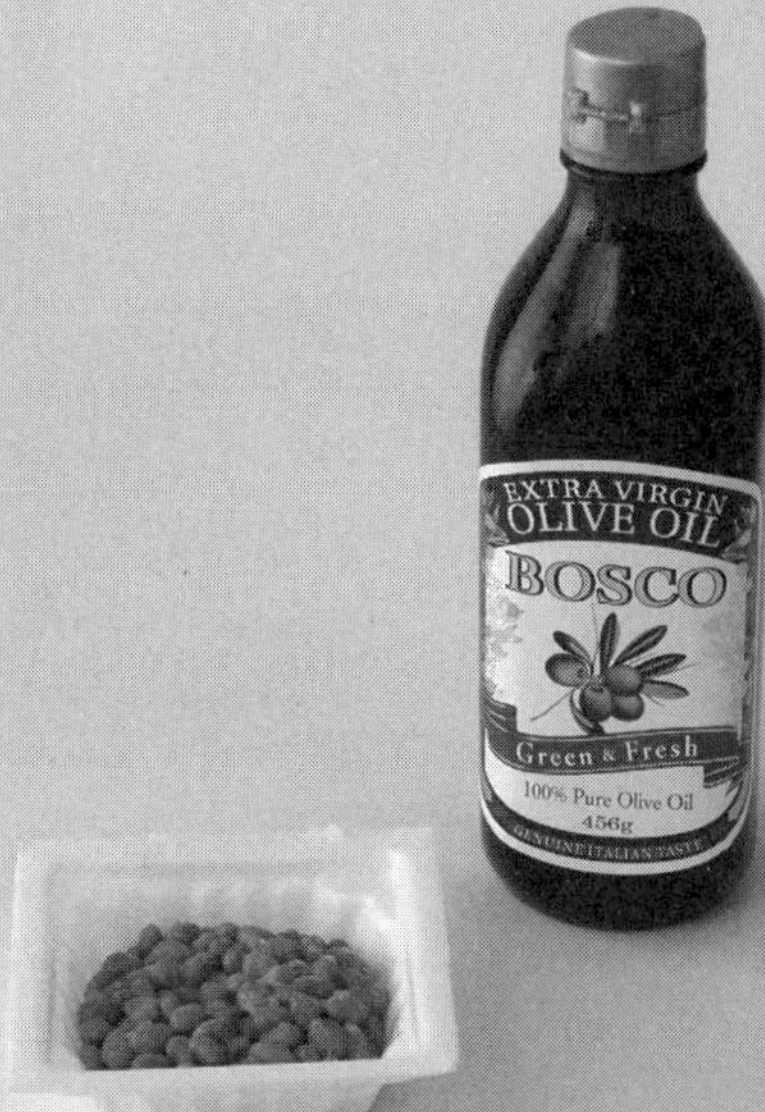

もずく

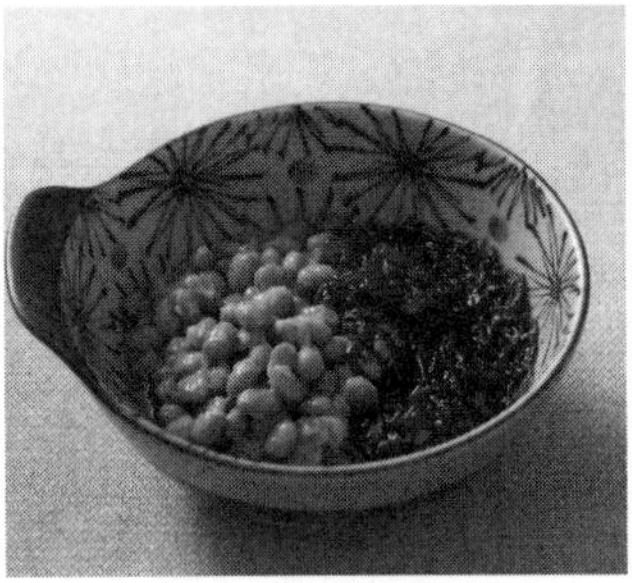

食物繊維が豊富で便秘の改善に役立ち、糖の吸収を穏やかにして血糖値の上昇を抑制する

長ねぎ

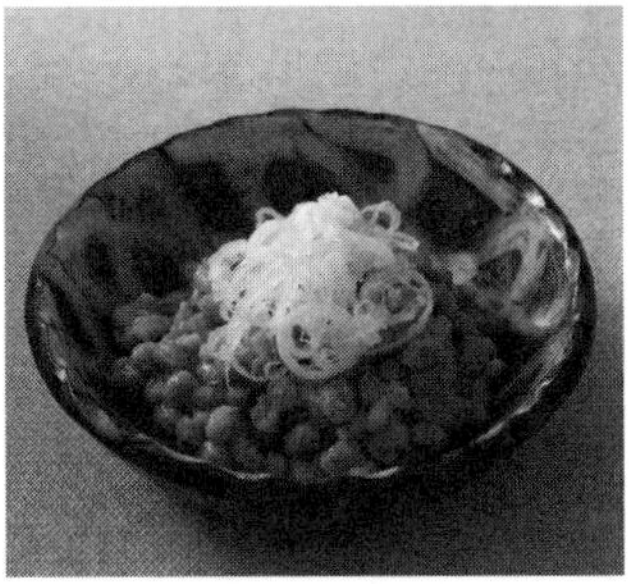

おなじみ、納豆によく合う定番の薬味。豊富な硫化アリルがビタミンB_2やB_1の吸収を促す

しらす

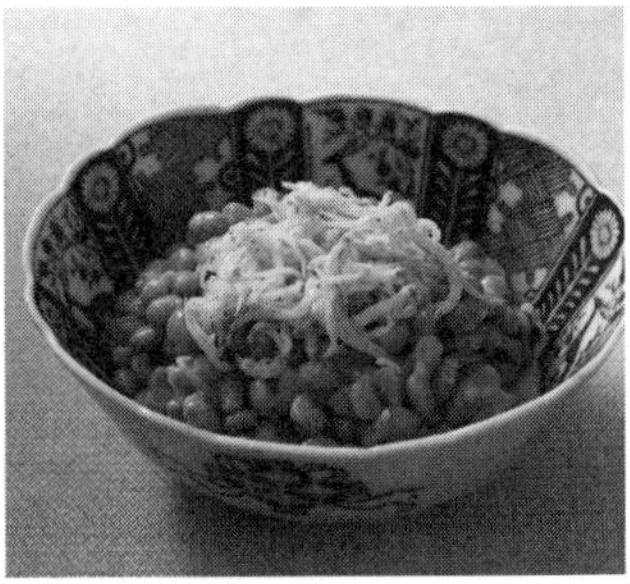

骨や内臓ごと食べられるしらすには、カルシウムや不飽和脂肪酸であるDHA、EPAがたっぷり

チーズ

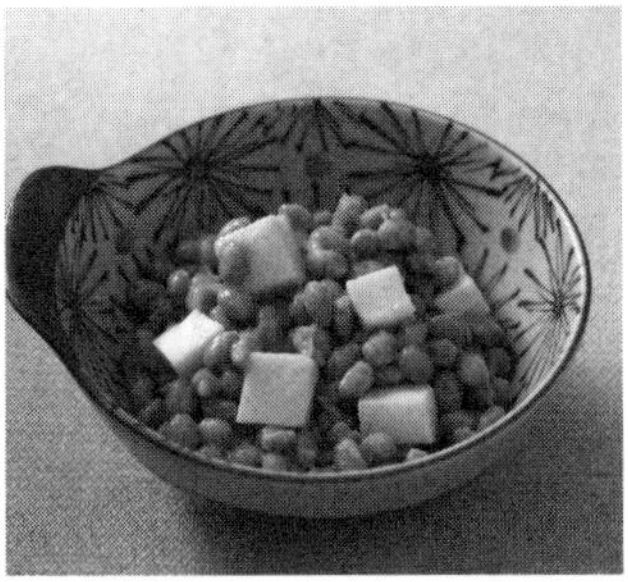

牛乳を濃縮させてつくるチーズは、牛乳よりも栄養が豊富。動物性乳酸菌も多く含んでいる

第4章

知っておくべき食物繊維の話

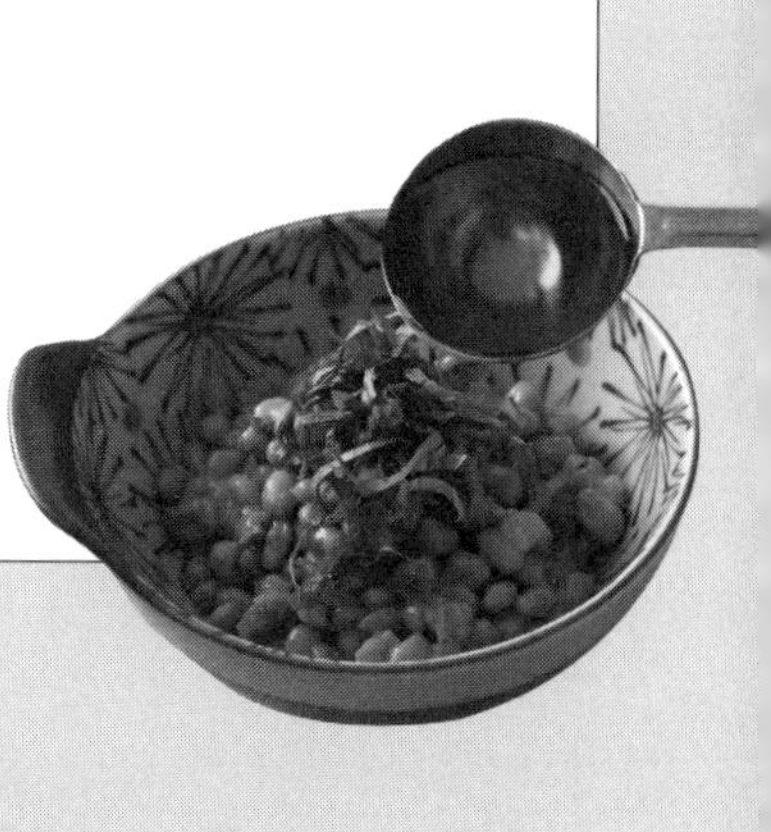

それでは、このあとは第4章から第6章にかけて、オリーブオイル納豆について語る上で欠かせない三つの要素、食物繊維・エキストラバージンオリーブオイル・納豆について、これらが持つ健康効果をそれぞれさらに詳しくみていきましょう。「オリーブオイル納豆」の健康食としてのすばらしさを、より根源的にご理解いただけるものと思います。

食物繊維って、そもそも何?

『日本食品標準成分表』によると、食物繊維とは「人の消化酵素では消化されない食品中の難消化成分総称」と定義されています。カニやエビの殻の成分(キチン)など、動物性食品の一部にも食物繊維は含まれていますが、大部分は植物性食品に含まれています。

食物繊維の特性

ひと口に食物繊維といっても、その成分にはさまざまな種類があります。たとえば、野菜や豆類に多く含有されるセルロース。バナナや柑橘類、レンコンなどに含まれるペクチン。コンブやワカメなどの海藻類に含有されるアルギン酸。テングサから抽出される寒天。こんにゃくやイモに含まれるグルコマンナン。キノコに含まれるグルカンなどです。

これらの成分は、不溶性食物繊維と水溶性食物繊維に分類されます。簡単にいうと、不溶性食物繊維は水に溶けない食物繊維、水溶性食物繊維は水に溶ける食物繊維ということになります。

さらに、食物繊維には、次に挙げる主な四つの性質があります。

❶保水性

水を含む性質です。これは不溶性食物繊維の性質（一部の水溶性食物繊維にも存在します）で、これにより、便が軟らかくなって便の嵩《かさ》が増す効果があります。

❷粘性

水に溶けると、ねっとりしたゲル状になる性質です。ペクチンやグルコマンナンが、この性質を持っています。ゲル状になると食べものはゆっくりと移動するようになり、血糖値が上がりにくくなり、血中コレステロール値が下がるなどの効果があります。

❸吸着性

コレステロールや胆汁酸、食物の中の含有物質を表面にくっつけて（吸着させて）便の中に排出する性質です。コレステロールや胆汁酸が排泄されると血中コレステロールが低下します。

❹発酵

食物繊維には、大腸に存在する細菌によって分解される成分もあるのです。分解後は、有機酸や短鎖脂肪酸と呼ばれるものに変化し、その結果、大腸の中が酸性になって有毒な細菌が存在しにくくなり、腸内環境がよくなるのです。なお、短鎖脂肪酸には、酢酸、酪酸などがあり、このうちの酪酸が大腸上皮粘膜の栄養分となります。つ

食物繊維のおもな性質と種類

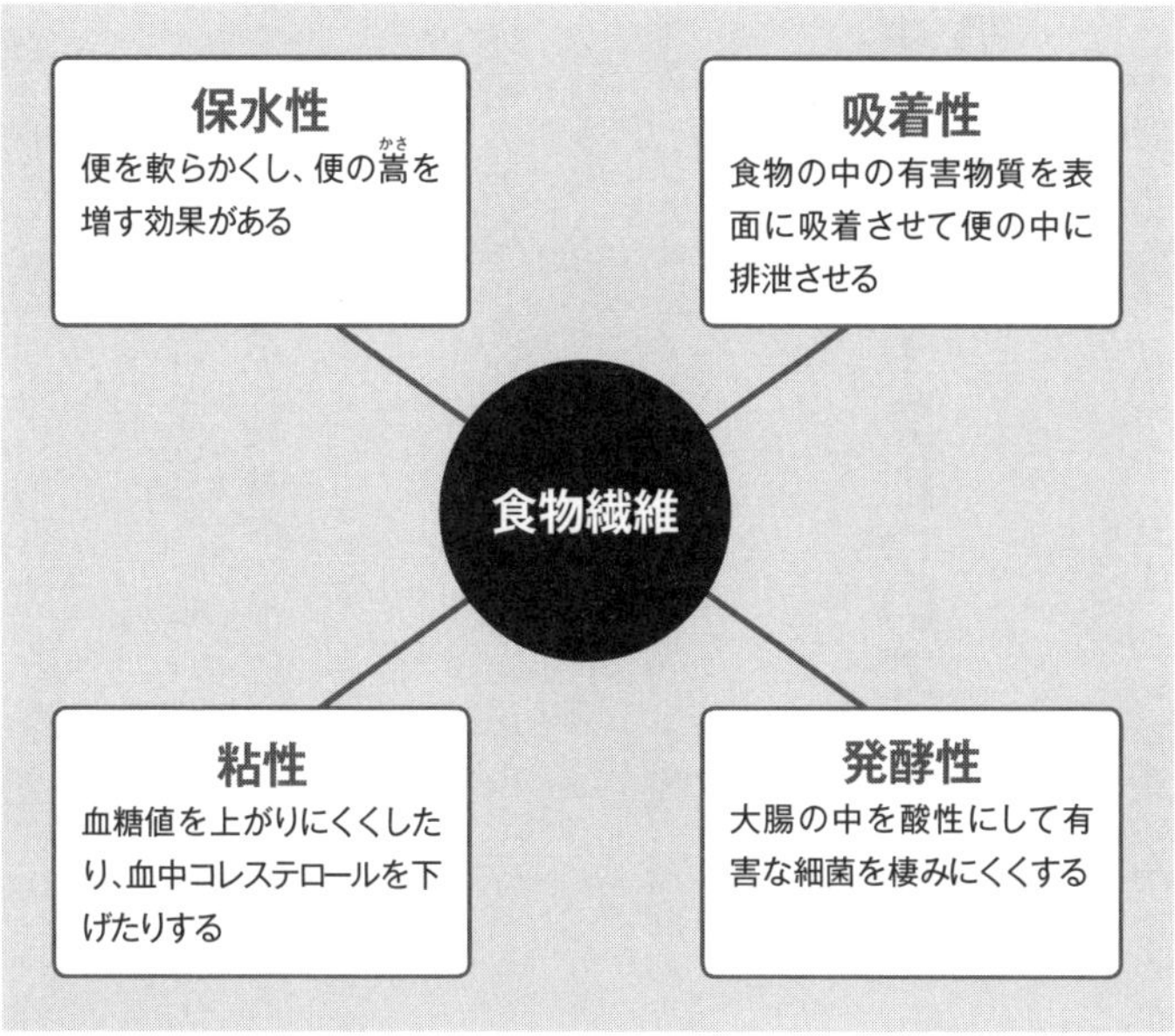

食物繊維のおもな種類

- セルロース ……………………野菜や豆類に多く含まれる
- ペクチン ………………………バナナ、リンゴ、柑橘類、レンコンなどに含まれる
- アルギン酸 ……………………コンブやワカメなどの海藻に含まれる
- 寒天……………………………テングサから抽出される
- グルカン ………………………きのこに含まれる
- グルコマンナン ………………こんにゃく、山芋などに含まれる
- ポリデキストロース　…………糖類などから製造される
- 難消化性デキストリン ………でんぷんなど

まり大腸を動かすエネルギー源となるのです。

とにかく酪酸の作用は重要で、他にも「結腸の働きを刺激する」「消化管上皮細胞の増殖を促進する」「消化管粘膜の血流量を増加させる」「膵臓の外分泌、内分泌を刺激する」「大腸からの水やナトリウムの吸収を促進し、重炭酸イオンの分泌を促進する」といった作用が明らかになっています。酪酸の中でも、特にn−酪酸が、消化管上皮細胞の増殖を促進する作用、および消化管内で生じる短鎖脂肪酸のほとんどが、食物繊維が分解されて発生するものです。したがって、食物繊維をそれなりに多く摂らないと、酪酸の量が少なくなり、その結果、大腸の運動力も低下する可能性があるため、注意が必要なのです。

ポリデキストロースについての私の調査報告

ここで参考までに、私がかつて「食物繊維の中でも水溶性食物繊維が、腸、特に排

日本人の食物繊維摂取量の推移

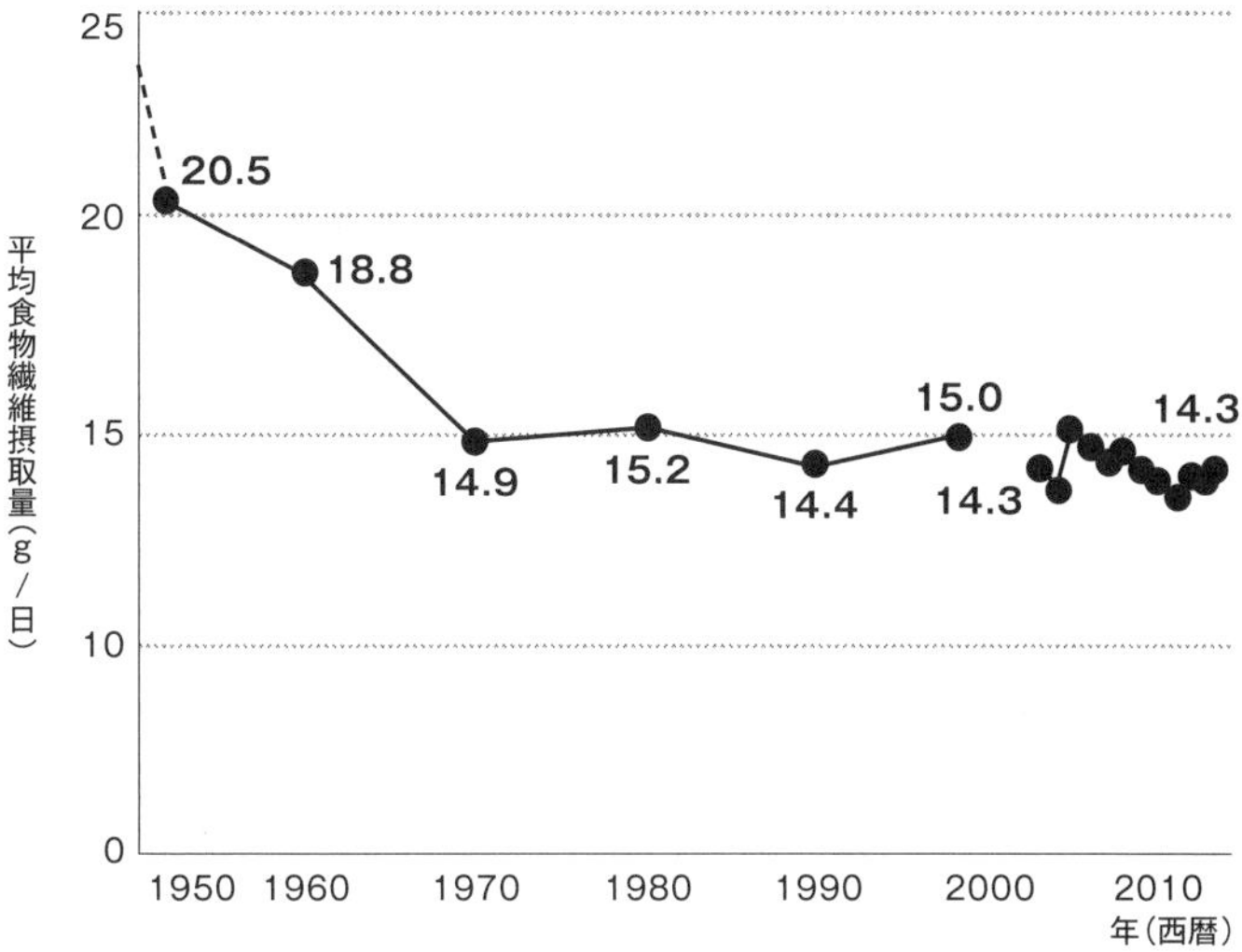

出典：国民健康・栄養調査　Nakaji S, et al. Eur J Nutr 2012; 41:222-7.他

便促進によい」ことを立証する元となった、臨床的調査・検討についてふれておきましょう。

ポリデキストロースは、水溶性食物繊維の一種で、グルコース、ソルビトール、クエン酸を9：10：1の割合で混合し、高温真空下反応させた多糖類です。

このポリデキストロースが大腸メラノーシス（下剤などの常用で腸内が黒く変色してしまう症状）を伴うような慢性便秘症の患者さんに効果的であることがわかりました。その内容の一部を紹介します。

センナ、大黄、アロエなどのアントラキノン系下剤を長期に渡って服用していると大腸メラノーシスが出現し、下剤を服用しないと排便が困難になる状況になってしまいます。このような大腸メラノーシスを伴う下剤服用中の慢性便秘症例23例に対して、ポリデキストロース7gを含有する飲料水100mlを30日間連日摂取してもらい、臨床的検討を行いました。

その結果、下剤を常用していた23例中14例（60・9％）で下剤の減量が可能となりました。

下剤（酸化マグネシウム）を含有している症例を対象に、下剤の服用量の変化を指

水溶性食物繊維と不溶性食物繊維の特徴

水溶性食物繊維

- 粘度(粘り気)が高い
- 消化管を通過する時間が長い
- 鉄分の吸収を遅らせる
- コレステロールの吸収を阻害する
- 食塩などのナトリウムと結びつきやすい

不溶性食物繊維

- 粘度(粘り気)が低い
- 消化管を通過する時間が短い
- 水分を吸収する作用が強い
- 水分を吸収すると数倍から数十倍にふくれあがる
- 便を軟らかくする
- 腸を刺激して、腸の運動を盛んにする
- 食べもののカスを早く、スムーズに体外へ排出する

二つの食物繊維の生理作用の違い

生理作用	水溶性	不溶性
咀嚼時間	短くなる	長くなる
胃内滞留時間	長くなる	やや長くなる
胃内pHの変化	低下する	変化なし
胆汁酸・コレステロールの排泄	多くなる	変化なし
発酵性	広範囲で高い	限定的で低い
便の重量	軟便にする	増加させる
血清コレステロール	低下する	変化なし
食後血糖値	上昇抑制	変化なし

注）発酵性：酪酸の産生しやすさを指す。水溶性食物繊維のほうが酪酸が産生しやすい

標として、ポリデキストロースの摂取前後の下剤服用量の変化を比較しました。効果は、はっきり表れました。ポリデキストロースの摂取前には下剤（酸化マグネシウム製剤）服用量が2.5±0.1g／日であったものが、摂取後は2.0±0.7g／日へと減少したのです。

また、排便障害が改善したのは23例中13例（56・5％）、便が硬い人の20例中17例（85・0％）に改善が認められたのです。以上の結果、ポリデキストロースによって、慢性便秘症の患者さんの自覚症状が改善されること、さらには服用中の下剤の量を減らすことが可能であることを示しています。

ある研究によれば、28日間と比較的長期に渡って、健常者に対し1回のポリデキストロース摂取量を12gと8gの二つのグループに分けて摂取させたところ、12gのグループばかりでなく、8gのグループでも、28日後には便の量が増えたと報告しています。長期に渡ってポリデキストロースを摂取したほうが、排便効果が高まるというわけです。

一方、私が行った調査は、対象が健常者ではなく大腸メラノーシスを伴う比較的重い慢性便秘症の患者さんでした。このような患者さんに対しても効果が認められたということは、意義のある調査結果と考えられるのです。飲料水１００㎖飲むだけなので、食事よりも手軽に摂れて、なおかつ効果があるのが、この方法の利点です。

驚きの新事実！食物繊維を多く摂ると死亡リスクが低下する

食物繊維の効果は、排便促進にだけあるのではありません。

先頃、食物繊維を多く摂ると死亡リスクが低下する、という驚くべきデータが大きく報道され話題を呼びました。

今回発表されたのは、アメリカで行われたアメリカ国立衛生研究所（ＮＩＨ）と全アメリカ退職者協会（ＡＡＲＰ）の合同による食事と健康研究の調査内容です。１９９５年と１９９６年の健康栄養調査と全米死亡率統計のデータを元にしています。

男性21万９１２３人、女性16万８９９９人のデータを解析したものです。９年以上の追跡調査期間に、男性２万１２６人、女性１万１３３０人が死亡しました。

参加者の食物繊維の摂取量は、男性13～29ｇ／日、女性11～26ｇ／日でした。

これらの調査結果から、食物繊維を多く摂っていると、男女ともに総死亡リスクが低下することが判明したのです。

食物繊維摂取量のもっとも多いグループの男女（平均：男性29・4g／日、女性25・8g／日）では、摂取量のもっとも低いグループの男女（平均：男性12・6g／日、女性10・8g／日）と比較して、総死亡リスクが22％も低いという結果が出たのです。

また、心血管疾患、感染症、呼吸器疾患については、食物繊維の摂取量が多いと、男性で24～56％、女性で34～59％の死亡リスクの低下が認められました。

さらに、男性では、がんのリスク低下も認められたのです。

この調査では、結論的に、アメリカ人のための食事ガイドラインとして、野菜・果物・全粒粉など、食物繊維を豊富に含む食品を摂ることを勧めています。ちなみに、エネルギー量1000kcalにつき4gの食物繊維を摂るとよいとしています。

食物繊維の大腸がん予防効果

以上の調査研究では、特定のがんと食物繊維の関連については論じていません。

つい最近まで、アメリカやヨーロッパの疫学調査では、食物繊維摂取と大腸がん予

おもな食品一食あたりの食物繊維量

食品名	食物繊維含有量(g)	100gあたりの食物繊維含有量(g)
干しソバ(茹で)	6.0(1人前170g)	3.5
玄米	1.7(1人前120g)	1.4
ライ麦パン	3.4(2枚60g)	5.6
干しうどん(茹で)	1.8(1人前180g)	1.0
オートミール	4.7(1人前50g)	9.4
ぶどうパン	1.3(1枚60g)	2.2
トウモロコシ(茹で)	5.3(中1本170g)	3.1
サツマイモ(蒸し)	3.8(小1/2本100g)	3.8
西洋カボチャ(茹で)	3.3(1人前80g)	4.1
ゴボウ(茹で)	3.1(1人前50g)	6.1
菜の花(茹で)	2.9(1人前70g)	4.1
インゲン豆(茹で)	2.7(12~13粒20g)	13.3
ブロッコリー(茹で)	2.6(1人前70g)	3.7
芽キャベツ	2.6(4~5個50g)	5.2
オクラ	2.5(4~5本50g)	5.0
大根葉(茹で)	2.5(1人前70g)	3.6
ホウレンソウ(茹で)	2.5(1人前70g)	3.8
小豆(茹で)	2.4(大さじ2杯20g)	11.8
大豆(水煮)	4.0(1人前60g)	6.8
枝豆(茹で)	2.3(1人前50g)	4.6
きな粉	1.7(大さじ2杯10g)	16.9
ジャガイモ(蒸し)	1.4(中1/2個80g)	1.8
サトイモ(水煮)	1.2(中1個50g)	2.4
甘栗	5.1(1人前60g)	8.5
糸引き納豆	3.4(小1パック50g)	6.7
かんぴょう(乾)	3.0(1人前10g)	30.1
干しヒジキ(乾)	2.2(1人前5g)	43.3
切干し大根	2.1(1人前10g)	20.7
きくらげ(乾)	1.1(1人前2g)	57.4
しらたき	0.9(1人前30g)	2.9
干ししいたけ(乾)	1.6(1人前4g)	41.0
おから	4.9(1人前50g)	9.7
生しいたけ(茹で)	1.4(1人前30g)	4.7
ポテトチップス	3.8(1袋90g)	4.2
ポップコーン	3.8(1人前30g)	9.3
落花生(炒)	1.4(1人前20g)	7.2
ごま(炒)	1.3(大さじ1杯10g)	12.6
コーンフレーク	1.0(1人前40g)	2.4
キウイフルーツ	2.5(1個100g)	2.5

出典:「五訂増補　日本食品成分表」より作成

防には関連性がないとする論文がいくつも発表され、通常量（日本人では1日平均14～15g）の食物繊維を摂っていればよいのではないのかという論調でした（裏を返せば、食物繊維の1日平均摂取量が極端に少ないと、大腸がんのリスクになるということです）。ですから、食物繊維をたくさん摂ったからといって、大腸がんのリスク軽減にはならないという見解だったのです。

しかし今回のデータでは、より多くの食物繊維を摂ったほうが死亡率は低下し、長寿につながるという結果が出たわけで、その意味するところは大きいと言わざるを得ません。

大腸がんの場合、肛門から30～40㎝のところ、つまりは便（老廃物）が貯留しやすい直腸とS状結腸のあたりに、約70％程度のがんが発生することがわかっています。ということは、食物繊維を摂ることで、直腸とS状結腸から老廃物をなるべく早く排出させ、貯留させないことが大腸がんを予防し、ひいては死亡率の低下につながっているのではないかと考えられるのです。

人間の体に消化・吸収されない食物繊維は、他のビタミンやタンパク質のように、消化・吸収されて初めて力を発揮する食品成分とは性質が異なっています。分解されにくく通過していくだけと考えられていた食物繊維を多く摂ったほうが長寿に結びつくというのは、ちょっとした驚きではないでしょうか。

ところで、食物繊維が本格的に研究されるようになったのは、第2次世界大戦後のことです。きっかけは、1970年代に行われたイギリスのバーキットという医師による調査報告でした。それによれば、イギリス人とアフリカ人の一日の便の量を比較すると、アフリカ人はイギリス人の5倍以上であることが判明したのです。同時に食物を口に入れてから、便として排出するまでの時間を比較したところ、便の量が多くなるほど排便までの時間が短いことがわかりました。このことから、バーキットは「消化されやすい食事ばかりしていると、消化されたあとの残渣が長く大腸にとどまって、なかなか排出されず、結果として大腸がんなどの病気になりやすい」という説を発表しました。

前述のとおり、いったんは否定された形のこのバーキットによる説でしたが、先頃の食物繊維を多く摂れば死亡リスクが低下する、つまりは長寿につながるというデータによって、あらためて復権したともいえるでしょう。このことは、再度食物繊維の力が脚光を浴びる引き金になるに違いありません。

第5章

オリーブオイルの基礎知識

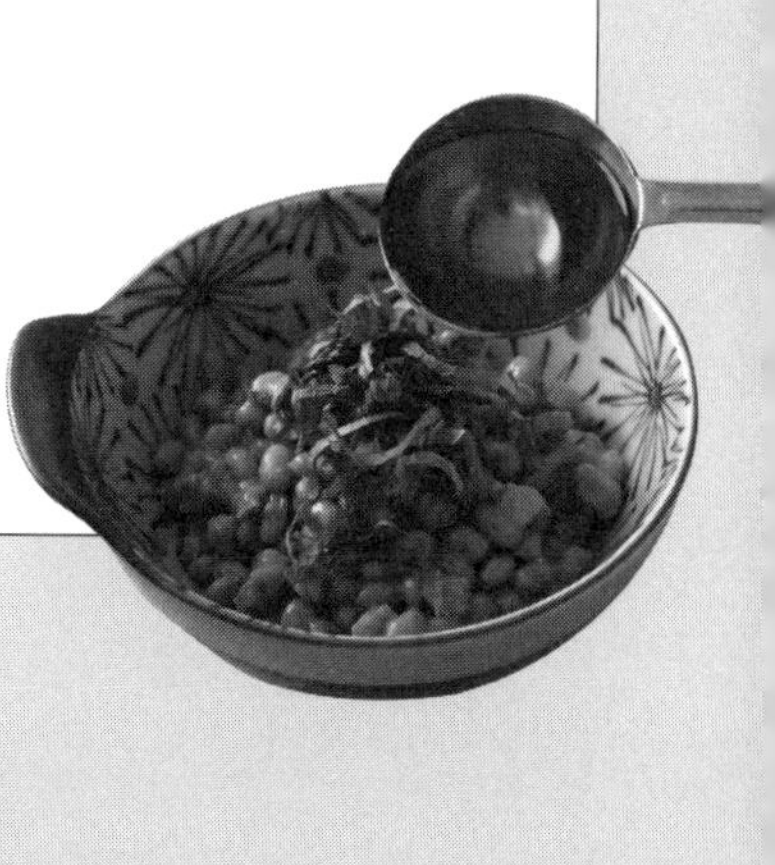

オリーブを科学する

それではまず、オリーブオイルの特徴とは何なのでしょうか。

それは、オリーブの実と皮も種も丸ごと搾ったジューシーな油なのです。他の油と比べて精製されていないのが特徴です。たとえば、ポリフェノールなどの油以外のものが入っており、こういったものが活性酸素を抑え、アンチエイジング効果を高める抗酸化作用をもたらすのです。

ではここで、食用油の簡単な比較をしてみますが、食用油は脂肪酸を3個持つ中性脂肪が主成分です。そしてこの脂肪酸の含有比率により性質が変わるのです。オリーブオイルは、健康によい不飽和脂肪酸の中でも酸化しにくいオレイン酸が豊富なのです。

このようにオリーブオイルに多く含有されるオレイン酸(Oleic acid～語源はオリーブの油)は、酸化されにくく、他の油をオリーブオイルに置き換えた場合に、コレステロールが全身に溜まる原因となる悪玉のLDLを減らし、コレステロール回収後の善玉HDLを減らさないか、もしくは増加させるのです。オレイン酸を含むLDLは

オリーブオイルと脂質代謝

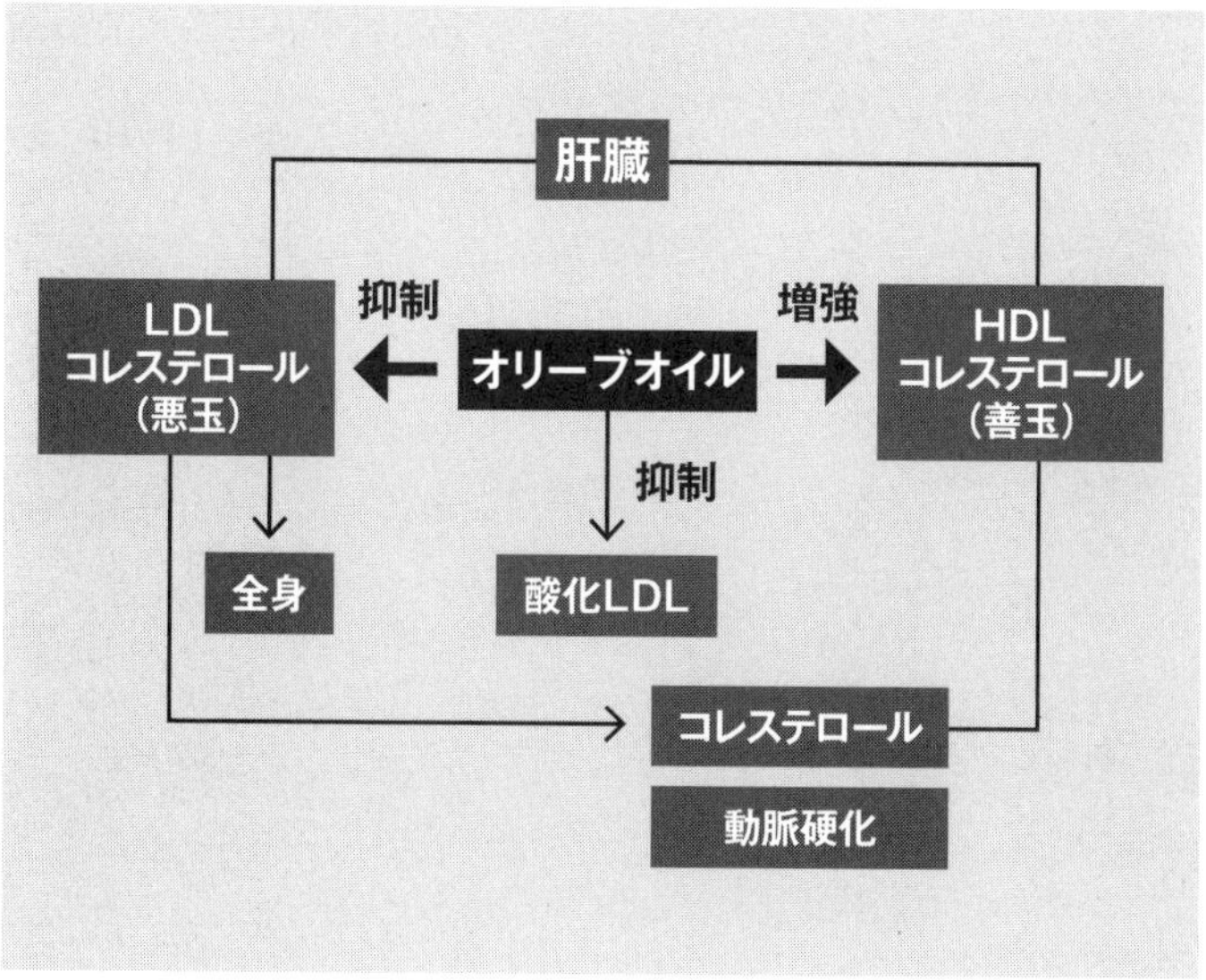

酸化されにくく、動脈硬化が進みにくくなるのです。

そんなオリーブオイルの中でも、もっとも純度が高く食味がよいとされるエキストラバージンオリーブオイル（以下、ＥＸＶオリーブオイル）の特徴として、四つの抗酸化物質を含んでいることが挙げられます。それは、

❶オレイン酸
❷葉緑素
❸ポリフェノール
❹ビタミンE（α-トコフェロール）

の四つになります。これらがうまく組み合わせられているため、強い抗酸化作用を持つのです。

また、オレイン酸は、インスリンの効き目をよくすることもわかっています。これはアイルランドのTrinity大学のTumkinらのデータによれば、インスリン抵抗性（食後の血糖値の上昇を抑えるインスリンの効き目が悪い）の糖尿病患者11人に2ヶ月間、

オレイン酸の多い食事をさせたところ、リノール酸の多い食事を摂取させた場合と比較して、インスリンの抵抗性が改善（インスリンの効き目が向上）したと報告しています。

飽和脂肪酸と不飽和脂肪酸

ではここで、脂肪についてあらためて説明しておきます。

まず、肉やバター、卵、乳製品などの動物性食品に多く含まれるのが、飽和脂肪酸です。この脂肪酸は、体内で悪玉コレステロール（ＬＤＬ）や中性脂肪の合成を促進し、動脈硬化や循環器疾患の引き金となることが知られています。動物性脂肪や乳製品などの飽和脂肪酸を多く含む食品を摂りすぎると、肝臓内でコレステロールや中性脂肪の合成が進むのです。その中で、コレステロールは胆汁によって分解され、タンパク質と結合し、ＬＤＬ、ＨＤＬにつくり変えられて、血液中に放出されます。このＬＤＬが血管壁の内皮組織あたりに存在すると､活性酸素によってＬＤＬが酸化され､白血球に取り込まれ、内皮組織の内側に入り込むのです。その結果、血管壁がところどころ隆起して血液が流れにくくなります。しまいには、血栓が引っかかって通り道を塞いでしまうことにもつながるのです。こうした反応が、心臓の冠動脈や脳内の動脈で起こると、心筋梗塞や脳梗塞等の重大な病気を引き起こすのです。

一方、不飽和脂肪酸は、魚油や植物油を構成しており、一価不飽和脂肪酸、多価不飽和脂肪酸があります。一価不飽和脂肪酸の代表は、オリーブオイルに多く含有されるオレイン酸が挙げられます。一価不飽和脂肪酸は、極めて安定しており、加熱による酸化現象が起こりにくいのです。また、多価不飽和脂肪酸は、オメガ6系のリノール酸（紅花油、ヒマワリ油、菜種油、大豆油、コーン油などに多く含有されている）と、オメガ3系のＥＰＡ（エイコサペンタエン酸）、ＤＨＡ（ドコサヘキサエン酸）、アルファ・リノレン酸に大別されます。多価不飽和脂肪酸は、構造的に不安定で、酸化しやすいという欠点を持っています。

また、オメガ6系のリノール酸は体内でつくることができず、食べるものからしか摂れない「必須脂肪酸」であり、このリノール酸が不足すると、成長障害や皮膚炎、腎障害などを起こすことがあります。ですから、ある程度は摂らなければならないのですが、逆に多く摂りすぎると細胞の酸化が起こりやすく、血栓ができやすくなり、

おもな脂肪酸の種類

<table>
<tr><th></th><th>飽和脂肪酸</th><th>一価不飽和脂肪酸</th><th>多価不飽和脂肪酸</th></tr>
<tr><td rowspan="2">長鎖</td><td rowspan="2">パルミチン酸
（肉の脂身、バターなど）</td><td rowspan="2">〈オメガ9〉
オレイン酸
（オリーブオイル、
キャノーラ油など）</td><td>〈オメガ6〉
リノール酸、
ガンマ・リノレン酸
（紅花油、ひまわり油、
コーン油など）</td></tr>
<tr><td>〈オメガ3〉
EPA、DHA、
アルファ・リノレン酸
（青魚油、亜麻仁油など）</td></tr>
<tr><td>中鎖</td><td colspan="3">カプリル酸、カプリン酸（ココナッツ油など）</td></tr>
<tr><td>短鎖</td><td colspan="3">酪酸、酢酸、プロピオン酸（酢など）</td></tr>
</table>

※飽和脂肪酸は基本的に常温で固体、不飽和脂肪酸は常温で液体
※油の主成分である「脂肪酸」には、さまざまな種類があり、分子が鎖状につながっていて、その長さによって「長鎖」「中鎖」「短鎖」に分類されている

動脈硬化の原因になることが指摘されています。現代人はとかくヘルシーなイメージのあるオメガ6系の油を摂りすぎる傾向にありますが、実はこれには注意が必要なのです。

その点、オリーブオイルは、含有する脂肪酸のうち75・1％がオレイン酸ですが、リノール酸も14・3％含有しているので、オリーブオイルを摂ることで必要最低限のリノール酸を摂ることができるということなのです。

また、前段でふれた、飽和脂肪酸の過剰摂取が大きな原因の一つと考えられる心筋梗塞や動脈硬化の予防にも、オリーブオイルの主成分であるオレイン酸（一価不飽和脂肪酸）は有効で、血液中のＬＤＬのみを低下させる、血管内に滞った過剰なＬＤＬを肝臓内に回収すると同時にＨＤＬは低下させない、活性酸素の作用を抑え（抗酸化作用）、酸化ＬＤＬの生成を防ぐなどの作用が証明されています。

オリーブオイルと細胞膜の流動性との関係

最近のアメリカ心臓病協会の提案を見ますと、飽和脂肪酸はコレステロール代謝を滞らせるとともに生体膜の透過性を低下させる危険性があるため、総エネルギー量の10％以下にすべきと指摘しています。また多価不飽和脂肪酸も老化、がん、糖尿病や脂質異常症などの過酸化のリスクがあるので、同じく10％以下にすべきでしょう。

さて、この理想的な脂肪の比率を持っているのが、あとの章で詳述しますが、地中海型食生活なのです。地中海型食生活では植物由来の食品を豊富に摂りますが、中でもオリーブオイルは脂肪酸組成のバランスにすぐれていることに加えて、抗酸化物質を多く含むため、もっとも重要なものなのです。

ここで、抗酸化作用（体内で増加した活性酸素を除去していくことで、老化やがん、生活習慣病などの予防になります。活性酸素による酸化を抑制することを抗酸化といい、活性酸素から体を守ることを抗酸化作用といいます）を知る上では、ちょっと難しいのですが、細胞の細胞膜について知っておくと理解しやすいので簡単に説明します。

細胞膜中には種々のタンパク質が埋め込まれており、生体内の代謝によって生じる代謝産物を選択的に透過するようになっています。この正常な膜透過性を確保するためには細胞膜は適度な流動性を保っている必要があります。これは代謝産物が膜上を移動するために膜の流動性が必要だからといわれています。生体膜の組成は食事で摂取する脂肪に大きく影響されます。つまり、高飽和脂肪酸食は流動性を低め、多価不飽和脂肪酸食は流動性を高めるといわれています。このような結果を考慮に入れると、食事で脂肪を摂るときに重要なのが、酸化されにくくなおかつ理想的な流動性が確保される一価不飽和脂肪酸を中心とするということです。現在では、一価不飽和脂肪酸を摂れば、膜の熱力学性（流動性）は多価不飽和脂肪酸を摂った場合と同様のものが得られ、なおかつ多価不飽和脂肪酸で心配される過酸化による動脈硬化やがん発症などの危険性も伴わないということが認知されつつあるのです。この考えより、一価不飽和脂肪酸であるオレイン酸を多量に含有するオリーブオイルは酸化しづらい油といわれるのです。この効用から、フリーラジカル（活性酸素）が関与する病気や病態、つまりは老化現象、肝臓病、慢性関節リウマチ、糖尿病、悪性腫瘍（がん）などの予防効果が期待されます。

また最近、オリーブオイルに含まれるフェノール酸類に抗酸化作用があることが明確になってきました。

各種の油の抗酸化作用比較

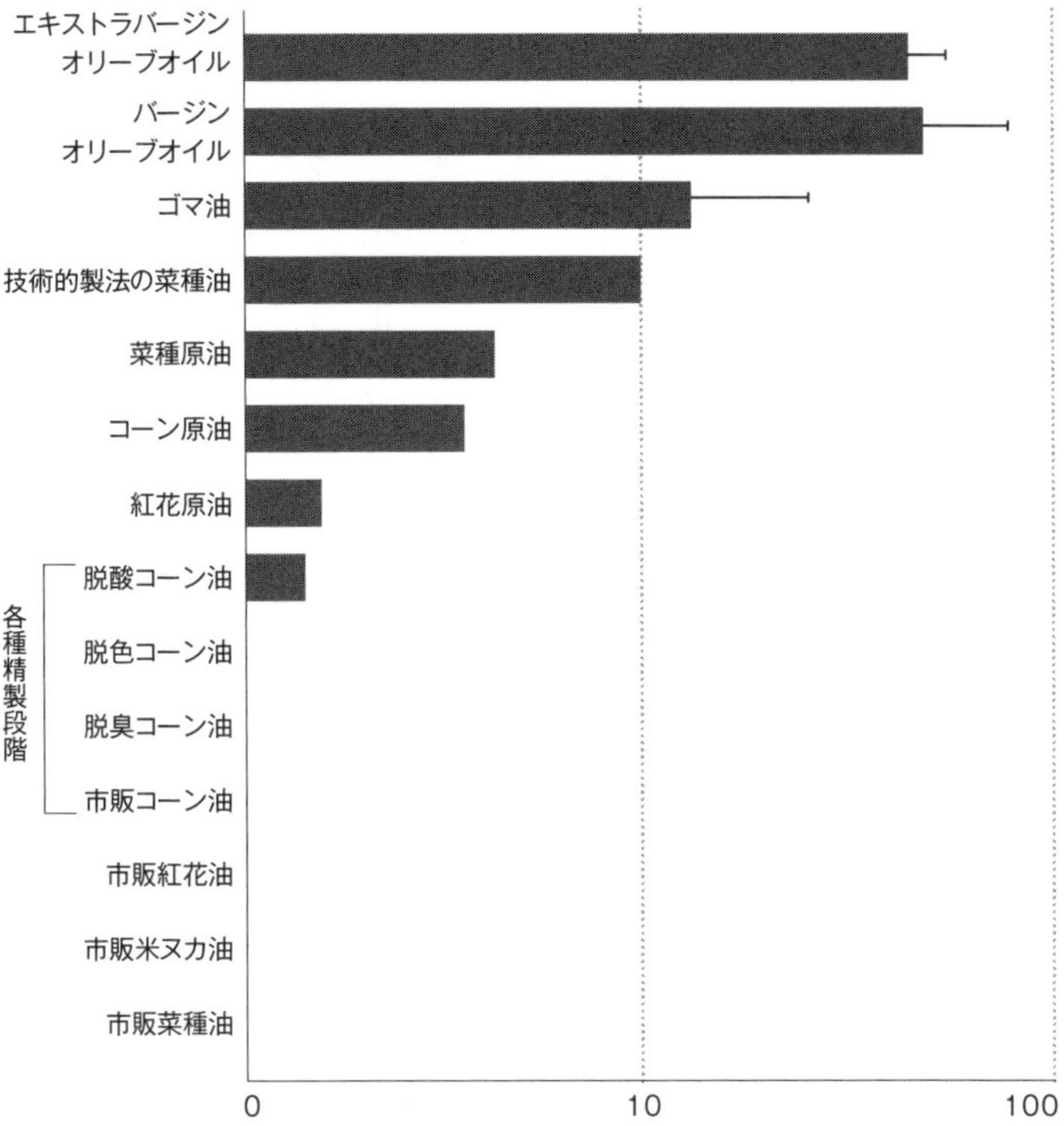

LOO・補提活性　トロロックス当量（mg/g）
注）抗酸化作用のあるトロロックスの効力と比較して表示

出典：前田博『活性酸素と野菜の力』（幸書房）より

オリーブオイルと循環器系の病気の関連性

次にオリーブオイルを、もう少し循環器系の病気と一緒に考えてみましょう。なぜなら日本でも冠動脈疾患などが増加しつつあるからです。

近年、アテローム性動脈硬化の発症に関与するLDLの酸化を、ヒドロキシチロゾーム（オリーブオイルの中の総フェノール含量の指標となる脂溶性ポリフェノール）とオレウロペイン（オリーブの果実とオイルに多量に存在する親油性物質）が防いでいることが明らかにされました。また、オリーブオイルには抗酸化作用を有するビタミンEが多く含まれています。ビタミンEという言葉は、トコフェロール類とトコトリエノール類を指して使われます。トコフェロールには、α、β、γ、Θ型があり、α-トコフェロールがもっとも強力な生物活性（※生まれ、生長し、増殖し、死んでゆく……生物に特徴的なこのような現象を大きく支配する働き）を持っているので、「真のビタミン」と考えられています。他のトコフェロールは試験管内では良好な抗酸化作用を示しますが、小腸で吸収される量が少なく体内では急速に分解されるため、生体内での作用は限られているのです。そして、オリーブオイルに含まれるトコフェロールはすべてα型なのです。オリーブオイルには多価不飽和脂肪酸の含有量が少なく、α−トコフェロールが多く、なおかつ抗酸化物質であるフェノール類を豊富に含んでいることがわかっているのです。つまり、オリーブオイルは酸化にもっとも強い脂肪の一つであるといえます。この強い抗酸化性は常温でも高温の揚げ物料理でも変わらないのです。

オリーブオイルに含まれる有益な各種微量成分

オリーブオイルには各種微量成分が含まれていて、その一つにステロール類のフィトステロールがあります。これはコレステロールの腸管吸収を防ぐ物質であるβ−シトステロールを多量に含有していることを表しており、この特徴を持っているのはオリーブオイルだけなのです。

この他、オリーブオイルには下記の成分が含まれています。

●スクアレン（潤滑性にすぐれる）
●β—カロチン（がん抑制効果）
●クロロフィル（葉緑素…抗酸化作用）…他

オリーブオイルの芳香性物質

また、他の油にはないオリーブオイルの特徴として、芳香性物質が挙げられます。これは、オリーブオイル特有の官能特性（味、香り、硬度、色などの感覚によって区別される性質）に影響しています。たとえば、茹でたてのアルデンテのパスタにエキストラバージンオリーブオイルをさっとかけて、匂いを嗅いでみてください。何ともいえないおいしそうな香りが立ちこめてくるでしょう。これがＥＸＶオリーブオイルの特徴なのです。

オリーブオイルの定義

オリーブオイルは、バージンオリーブオイルと精製オリーブオイルに大別されます。

バージンオリーブオイルとは、オリーブの実から機械的な、あるいは他の何らかの物理的な方法でのみ採ったオイルと定義されています。しかも、採油時にオイルの組成、さらには味や香りなどの、いわゆる官能特性に変化を与えるような熱などの条件が加えられた場合、「バージンオリーブオイル」と呼ぶことはできないとされています。つまりは、オリーブの実からオリーブオイルを採る過程である、①破砕　②攪拌　③液体と固体の分離　④オイルと水分の分離　以外の処理を加えてはいけないのです。

オリーブオイルの分類

バージンオリーブオイルは、官能特性（味と香り）及び酸度（遊離脂肪の比率）の違いで細分化すると、次の四つに分類されます。

1. エキストラバージンオリーブオイル

味にも香りにもまったく欠点が認められず、しかも香りがフルーティーなバージンオリーブオイル。酸度はオレイン酸換算で0.8%以下

2. ファインバージンオリーブオイル

味、香りともに欠点がなく、しかもフルーティーなバージンオリーブオイル。酸度はオレイン酸換算で2%以下

3. オーディナリーバージンオリーブオイル

味が良好で香りも悪くないが、酸度としては3.3%以下のオイル

4. ランパンテバージンオリーブオイル

酸度が3.3%以上のバージンオリーブオイル

精製オリーブオイルとは、バージンオリーブオイルの酸度が高すぎたり、官能特性

国際オリーブ協会(IOC)の規定による
オリーブオイルの分類と種類

分類	品質	酸度	備考
バージン オリーブオイル果実を そのまま搾ったもの	エキストラバージン オリーブオイル	0.8% 以下	官能検査により、完全な食味を持っているとされたもの
	ファインバージン オリーブオイル	2.0% 以下	官能検査により、若干の風味が損なわれているとされたもの
	オーディナリー バージン オリーブオイル	3.3% 以下	官能検査により、複数の欠点があったとされるもの
	ランパンテバージン オリーブオイル	3.3% 以上	官能検査により、多くの欠点が認められたもの
精製オリーブオイル 及び 精製ランパンテバージン オリーブオイル	精製オリーブオイル	0.3% 以下	ランパンテを精製したもの
	精製オリーブ ポマースオイル	0.3% 以下	バージンオリーブオイルの搾りカスから溶剤抽出したもの
オリーブオイル (ピュアオリーブオイル) 及び オリーブポマースオイル	オリーブオイル	1.0% 以下	精製オリーブオイルとバージンオリーブオイルのブレンド
	オリーブ ポマースオイル	1.0% 以下	精製オリーブポマースオイルとバージンオリーブオイルのブレンド

に問題があった場合、精製処理によって遊離脂肪酸や欠陥点を除去する必要性があるものとされています。このような操作が加えられてつくられた無色、無味、無臭のオイルは精製オリーブオイルと呼ばれています。これにはEXVオリーブオイルに含有されているポリフェノールがほとんど含有されていません。しかも抗酸化力も低いのです。このオイルは酸度が0.3％以下に抑えられています。日常、私たちの目に直接ふれるのは、エキストラバージンオリーブオイル、オリーブオイルの二つがほとんどです。なお、国内で流通する純粋なEXVオリーブオイルの品質は2020年以降、『日本オリーブオイル公正取引協議会』で規定される予定です。

感動！　エキストラバージンオリーブオイルのさまざまな健康効果

ここで、エキストラバージンオリーブオイル（以下EXVオリーブオイル）のさまざまな効用などについてまとめておきましょう。

①ＥＸＶオリーブオイル：国際オリーブ協会の規定によると、果実をそのまま搾ったもので酸度0.8％以下、官能検査により、完全な食味を持っているものとされています。

②ＥＸＶオリーブオイルには32種類ものポリフェノールが含有されていることが判明しました。（おもなオリーブポリフェノール…ハイドロキシチロソール、チロソール、ヴァニリン酸、カフェイン酸、シリング酸、ヴァニリン、P―クマル酸、ハイドロキシチロソール・アセテート、フェルラ酸、O―クマル酸、デカルボキシメチル・オレウロペイン・アグリコン、オレウロペイン、オレウロペイン・アグリコン…等）

③ポリフェノール類が、ＥＸＶオリーブオイルに特有の風味に関与しています。味がビターなものほど、ポリフェノール類の含有量が多いのです。

④ＥＸＶオリーブオイルは、他の油と比較して、唯一精製されていない油であり、もっとも高い抗酸化作用を有しています。

⑤FDA（アメリカ食品医薬品局）が認めた限定的健康表示として、1日あたり13・5g（大さじ1杯）のオリーブオイルに由来する一価不飽和脂肪酸（オレイン酸）を、飽和脂肪酸とコレステロールの低い中程度の脂肪食に取り入れたとき、心臓病のリスクを減少させます（使用していた他の油をEXVオリーブオイルに置き換えたときに有効）。これは、おもにオレイン酸の効果に由来する脳や心臓病の血管系疾患に対する予防効果です（FDAヘルスクレーム～健康強調表示より）。

⑥2011年、オリーブオイルポリフェノール（オレウロペイン、ヒドロキシチロソールなど）を摂取することで、VLDL（低密度リポタンパク）粒子の酸化損傷が保護され、血管の動脈硬化予防に効果が期待できると、EFSA（ヨーロッパ食品安全局）が認めています。

⑦2013年、アメリカ糖尿病学会は、肥満者の減量を図るためには短期間（2年間）では、オリーブオイルを中心とする地中海型食生活が有効であるかもしれないというステートメント（声明）を発表しました。

⑧慢性便秘症の患者では、ＥＸＶオリーブオイルを大さじ1～2杯摂取することで、従来服用していた下剤の減量が可能です。

⑨ＥＸＶオリーブオイルが含有するポリフェノールには以下のような効果があります。カッコ内は判明しているポリフェノールの種類です。

i　動脈硬化予防（オレウロペイン、ヒドロキシチロソール）
ii　心臓病予防
iii　アルツハイマー病予防（オレオカンタール）
iv　ヘリコバクタピロリ菌感染症予防
v　大腸がん、乳がんの予防（オレウロペイン、ヒドロキシチロソール）
vi　ＥＸＶオリーブオイルを中心とする地中海型食生活のメタボリックシンドローム予防
vii　関節リウマチの痛みに対する効果（オレオカンタール）
viii　潰瘍性大腸炎に対する効果（オレオカンタール）
ix　全身の部位に対する効果～スローエイジング、アンチエイジング

x　糖尿病予防

xi　マインドフルネス効果

エキストラバージンオリーブオイルの慢性便秘症への効果

それではここで、エキストラバージンオリーブオイルの効果のうち、私の専門分野である「便秘」に特化して述べさせていただきます。

そもそも便秘とは便がスムーズに排出されない状態のことで、これが続くと、ガスなども溜まり、次第にお腹の圧迫感や腹部膨満感が表れてきます（ガス腹）。

この状態が続くと、食後に下垂してきた胃が圧迫されて胃の内容物の逆流を招き、胸やけやゲップの原因となる「逆流性食道炎」を起こすこともあります。

また、便が出ない状態が続くと新陳代謝も低下するため、脂肪が燃焼しにくくなり、太りやすくもなってきます。

お腹に冷えの症状も出てきます。血液内に有害物質が増えることで血行不良が起き、循環が悪くなることが原因です。冷えが関係している肩こりや腰痛などを訴える人も少なくありません。

ニキビなども表れやすくなります。これは悪玉菌が増殖して腸内環境が悪化した結果、有害物質が体内をめぐることが原因と考えられています。

さらに、老廃物には、タンパク質を分解した結果つくられるインドールやスカトール、アンモニアなどが含まれますが、これらは体臭の原因や便の臭いのもとになりますので、体臭や便の臭いがきつくなります。

もちろん、大腸がんの危険にさらされる恐れもあります。大腸がんの6〜7割は直腸とS状結腸にできるのですが、これは「大腸がんは有害物質が長くとどまるところにできやすい」ことを示しています。

そんな便秘ですが、これがなかなか難しい病気です。ストレスなどで急に排便障害になるのは、逆にいえば、ストレスが改善されれば排便も良好になるということです。ところが、その便秘が慢性的になってしまうと、これは厄介です。

平成22年の国民生活基礎調査では、人口1000人あたり、女性で50・6人、男性で24・7人の人が便秘であると回答しています。遡って平成10年の同調査では、女性で46・7人、男性で18・6人でしたから、腸の具合の悪い人が増加していることがわかります。単純に計算すると、日本全国で500万人の人が便秘ということになりますが、この数値は子どもを含めていますし、まだ恥ずかしがって本当のことを言わない人や、自分が便秘であるという自覚がない人もいるのです。ですから、実際にはもっと多く、この1.5倍、750万人くらいの人が便秘ではないかと推測されます。

さて、オリーブオイルは紀元前から排便促進効果が知られていました。イタリアでは今でも子どもの便秘にオリーブオイルを摂取させています。オリーブオイルには腸を動かす働きがあり、これが排便を促すのです。その秘密は、オリーブオイルの脂肪酸のうち約75%を占める一価不飽和脂肪酸であるオレイン酸にあります。オリーブオイルの100g中に含まれる脂肪酸は94gですが、このうちオレイン酸は75%で、他の油と比較すると非常にオレイン酸が多いのです。

オリーブオイルの排便促進効果（消化管運動促進効果）を証明したのは、アメリカの生物化学者マイケル・フィールドです。動物の小腸の一部である空腸にオレイン酸（オリーブオイル）とリシノール（便秘によく使われるヒマシ油の主成分）を用いて灌流（血管を通して人為的に血液を流すこと）実験を施行しました。実験の結果、短時間（30分）で比較した場合、オレイン酸のほうがリシノール酸よりも小腸に吸収されにくく、小腸の外に分泌されにくいことが判明しました。これは、オレイン酸を多量に含有するオリーブオイルを比較的短時間に多めに摂った場合、小腸で吸収されにくく、残渣と混じって腸管内のすべりをよくすることなどで、排便促進効果を生むということなのです。

摂取された食物は口の中で咀嚼され、嚥下により食道を経て胃に移動します。消化管の内容物は消化管壁を構成する平滑筋の規則正しい収縮運動（蠕動）により、重力の方向に拘わらず、口側から肛門側に移送されるのです。つまり、直腸に向かい、そして肛門より排出されるのです。

では、朝食を食べないでいるとどういうことが起きるのでしょうか。食物が消化管内に入っていきませんから腸管神経系は作動せず、したがって当然ながら消化管の蠕動は起きません。一方、オリーブオイルを摂ると、すぐに腹鳴りが強く感じられるようになり、消化管運動を活発にし、排便が促進されます。ただし、オリーブオイルのみでは流動体なので、腸管内容物として腸管神経系がその関与で作動し、セロトニンの分泌が活発になっているかどうかは不明です。しかし朝食にオリーブオイルをかけたトマトを摂ったとします。トマトとオリーブオイルを一緒に摂取すれば、腸管内容物と感知して腸管神経系が活発になるのです。

結局、この一連の動きにはセロトニンが関与しているものと考えられます。つまり、トマトの摂取で腸管内容物による蠕動が起き、オリーブオイルが一部吸収されずに腸管内に残在することで消化管内容物のすべりがよくなり、通過のスピードが増加し、腸管神経系がより活発化します。こうすることで、私のところに来院した常習性便秘症の患者さんは下剤の量が減り、腹部膨満感（腸の働きが悪かったり、停止したために起こる停滞腸の状態）が軽減、消失したりしました。だから通常の排便の人がトマトとオリーブオイルや、全粒粉のパンとコーヒーや紅茶で朝食を摂れば、より一層の消化管運動が可能となり、排便反射もスムーズで1日快適にすごせるでしょう。これは腸内神経系（第2の脳）が活性化（セロトニンも分泌）し、中枢神経系（第1の脳）へ良好なサインが送られていることに間違いないのです。

例えば、朝からステーキやカツ丼などを食べたことがあるならば思い出してみてください。食後に胃が張ったり、腹部全体が膨満したりして調子が悪くなるでしょう。これは「第2の脳」があまり活発に動いていない、つまり「第2の脳」の満足度が低いといってもよいのではないでしょうか。そうすると、第1の脳も不満足感を持ってしまい、朝から沈鬱な気分になってしまうのです。したがってオリーブオイルとトマトや野菜サラダ、パンにオリーブオイルをつけて食べ、コーヒー、紅茶で水分を摂るという南ヨーロッパの人々のパターンは理にかなっているということなのです。朝、和食の人は、ごはんにオリーブオイル納豆で快調を維持することができるものと期待されます。

現在判明しているエキストラバージンオリーブオイルの大腸がんへの効果

がんと食事の因果関係が初めてわかったのは、動物性脂肪に関するものでした。1975年の世界各国の調査で、大腸がん、乳がん、前立腺がんなど、動物性脂肪摂取量が多いと罹患しやすいということが判明したのです。

ではなぜ、動物性脂肪を摂りすぎるとがんになりやすいのでしょうか。

一つには、動物性脂肪にはおもに飽和脂肪酸が多く含有されていることがあります。

この飽和脂肪酸は、マクロファージなどの炎症細胞の受容体であるＴＬＲ４に結合して、炎症を起こすことがわかってきたのです。さらにこの炎症によって、がんの増殖段階が促進されるのだそうです。

一方、魚の脂の脂肪酸であるオメガ3系のＤＨＡ（ドコサヘキサエン酸）、ＥＰＡ（エイコサペンタエン酸）はＴＬＲ４に飽和脂肪酸が結合するのをブロックして炎症を抑制するのです。この結果、がんを予防する方向に向かうのです。つまり魚の脂であるＤＨＡ、ＥＰＡなどは慢性炎症を抑制して、がんの増殖を抑え込む働きがあるのです。

さて、大腸がんですが、これにはコレステロールが大きく関わっている可能性があります。そもそも体内のコレステロールのうち、食品からのものは20〜30％前後で、残りの70〜80％は肝臓で合成されるのです。このコレステロールは、毎日体内で2ｇ前後つくられ、同じ程度の量が体外に排出されるのだそうです。そして排出量の約3分の1は胆汁酸（1次胆汁酸）になり、胆汁酸は腸内細菌によってデオキシコール酸やリトコール酸という2次胆汁酸に変化するのです。この2次胆汁酸が発がんの原因物質となる可能性があるのです。動物性脂肪を多く摂取すると、コレステロールが多

魚に含まれるEPA・DHAのおもな機能

	EPA	DHA
存在部位	脳を除く各組織のリン脂質	脳神経、網膜、細胞、 心筋、精子、好酸球
効果	①血栓予防 ②脳梗塞予防 ③心筋梗塞予防 ④動脈硬化予防 ⑤がんの予防 ⑥アレルギーの予防 ⑦中性脂肪の低下	①学習機能向上 ②視力低下抑制 ③動脈硬化予防 ④がんの予防 ⑤アレルギーの予防 ⑥老年性認知症の予防

代表的な魚に含まれるEPA・DHAの量

魚	EPA(g)	DHA(g)	計(g)
アジ(180g　98kcal)	0.33	0.61	0.94
サバ(80g　162kcal)	0.97	0.20	1.17
サンマ(150g　326kcal)	0.89	1.47	2.36
ブリ～天然(120g　160kcal)	1.08	2.14	3.22
サケ(120g　160kcal)	0.59	0.98	1.57
タラ(100g　77kcal)	0.04	0.07	0.11
アジの開き(130g　143kcal)	0.26	0.65	0.91
マグロ～赤身(5切60g　75kcal)	0.02	0.07	0.09
マグロ～トロ(4切60g　206kcal)	0.78	1.73	2.51
タイ～刺身(100g　146kcal)	0.16	0.50	0.99

数つくられ、腸内に2次胆汁酸が多量に排出され、その結果、大腸がんを引き起こすのではないかといわれているのです。つまり、2次胆汁酸が生体内の細胞膜やミトコンドリアを障害し、活性酸素を生成し、それががん遺伝子に突然変異を起こしているというわけです。

また、高脂肪食（動物性脂肪）で増加する2次胆汁酸や、炎症細胞がつくるサイトカイン（細胞から分泌される低分子のタンパク質で、生理活性物質の総称）、プロスタグランジン（痛み及び炎症の原因物質として知られる生理活性物質）などによる慢性炎症が発がんを促進すると考えられるようになりました。慢性炎症を起こしている例として潰瘍性大腸炎が挙げられ、潰瘍性大腸炎の活動期が持続すると発がんにつながることは以前より指摘されていた事実なのです。慢性炎症は、活性酸素やサイトカイン類によるがんの増殖を促す作用だと考えられています。このような発がんにつながる慢性炎症は、動物性脂肪で促進され、ＤＨＡ、ＥＰＡなどの魚の脂肪で抑制されるのです。

では、エキストラバージンオリーブオイル（以下ＥＸＶオリーブオイル）はというと、4種類もの抗酸化物質（オレイン酸・ポリフェノール・葉緑素・ビタミンＥ）を

各国の結腸がんによる死亡率と脂肪摂取量

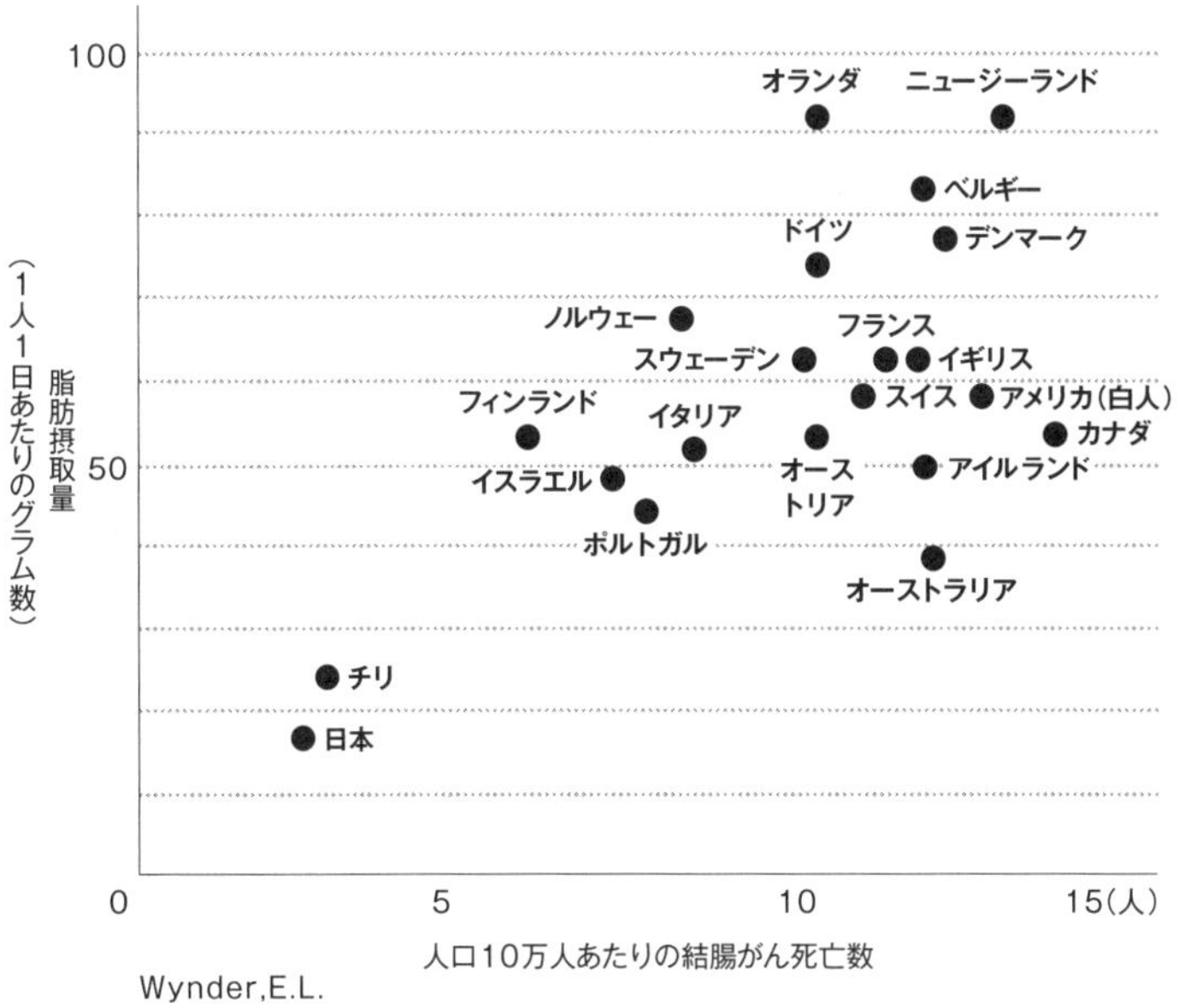

Wynder,E.L.

含有していることから考えると、抑制系に働くと示唆されるのです。事実、ギリシャなどの研究では、EXVオリーブオイルや魚、野菜、果実を多く摂取する地中海型食生活を営んでいた国々では、乳がんの罹患率は低値であったと述べられています。

また、1960年代のワインダーらの報告では、脂肪摂取量が低値であった日本では大腸がんの死亡率は低く、脂肪摂取量が多かったアメリカなどの北米では、大腸がんの死亡率は高値であったと指摘されています。しかし、アメリカなどと同程度の脂肪摂取量であったイタリアでは、アメリカに比較して、大腸がんの死亡率が低値であったことが判明しています。これはイタリアではアメリカと比較してEXVオリーブオイルの摂取量が多く、肉類や乳製品などの動物性脂肪の摂取量が低い（つまりは脂肪の摂取内容が異なる）結果ではないかと示唆されるのです。

その後さらに進んだ研究成果

2000年以降、EXVオリーブオイルに含有されるポリフェノールの大腸がんへの作用が、さらに判明してきました。以下、ざっと大まかな流れを記しておきます。

●オリーブオイル摂取によって、
アゾキシメタン処理ラット異常腺巣の発生低下（2000年）
ジメチルーベンゼン・アントラセン誘発乳がんの発症低下（2002年）
大腸がん細胞の有意な値でのアポトーシス（自死）を引き起こす（2003年）
●EXVオリーブオイルのおもなフェノール成分の一つであるヒドロキシチロゾールが、ヒト結腸の腺がんに対して強い抗増殖作用を発揮することが指摘される（2009年）

ポリフェノールの多様な健康効果と地中海型食生活

地中海型食生活で、EXVオリーブオイルの摂取は、ポリフェノールの摂取に大きく関与しています。このポリフェノールは、抗酸化性だけでなく、抗ウイルス性、抗細菌性、抗炎症性、抗がん性などを有し、また細胞信号伝達を調節する能力も有しています。小腸における限定された吸収のため、摂取したポリフェノールは、消化管で特に濃縮されて、多くの消化管異常に対して治療効果を示す可能性が示唆されていいます。ＥＸＶオリーブオイルに存在するフェノール化合物は、単純フェノール、リグナン、セコイリドイドを含有し、その腸内代謝物とともに、大腸におけるオリーブオイルの抗がん作用のおもな要因と考えられています。

ポリフェノールの大腸がんに対する作用が特に注目されたのは、ヨーロッパ諸国で多いがん死亡率のためです。正常な上皮から悪性腫瘍、がんへの変化は、食事因子が大きな要素を占めていることが判明しています。最近では、ＥＸＶオリーブオイル中に存在するフェノール化合物が、直接的な抗がん作用及びがん細胞の信号伝達と細胞周期進行に対する影響の両方で、強い化学予防作用を発揮することを示す証拠が多数報告されているのです。腸管内に高濃度に存在して相乗効果に関連するフェノール化合物の構造に、この作用は依存するとわかるのです。

効果が証明されている健康法

	効果
玄米菜食（マクロビオティクス）	①糖尿病 ②メタボリック・シンドローム ③肥満
地中海型食生活	①糖尿病 ②メタボリック・シンドローム ③肥満 ④アルツハイマー病 ⑤大腸がん ⑥乳がん ⑦心筋梗塞 ⑧動脈硬化
菜食主義（ベジタリアン）	①肥満 ②糖尿病 ③大腸がん
低炭水化物ダイエット （糖質オフ・ダイエット）	①糖尿病 ②メタボリック・シンドローム
低脂肪ダイエット（昔の和食に近い）	①メタボリック・シンドローム ②糖尿病

第6章

大豆～納豆の基礎知識

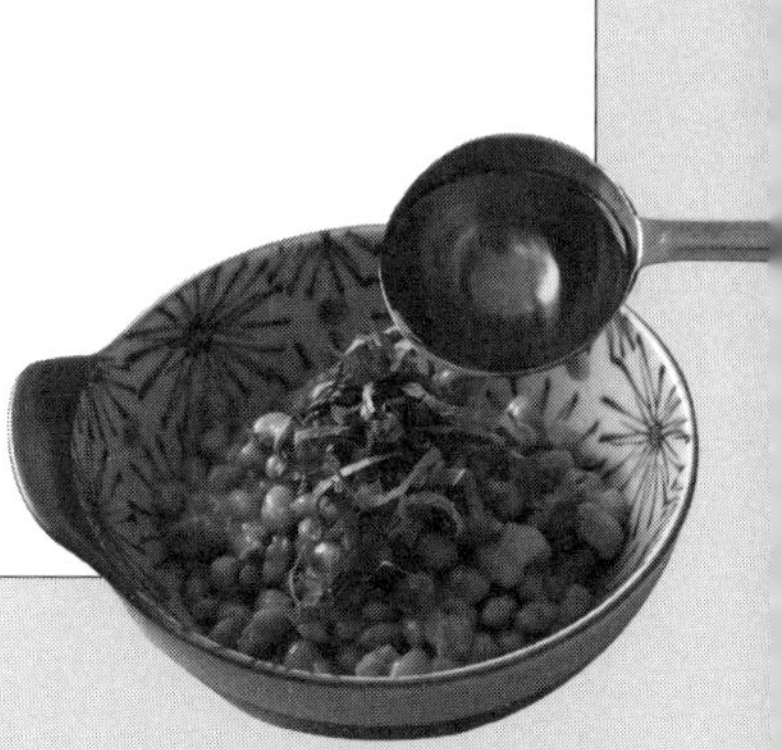

まずは大豆そのものについて知ろう！

いうまでもなく、納豆の原料となるのは大豆です。その大豆ですが、野生のツルマメが栽培化されたものだそうです。

大豆が日本に伝わってきたのは、縄文後期から弥生時代にかけて、稲と一緒に中国からもたらされたと考えられています。

奈良時代になると、人々の主食となる代表的な穀類として、稲・麦・粟・稗・豆の五穀が『日本書紀』（720年）に登場していることから、すでに大豆や小豆が広く栽培され、そして利用されていたことが考えられています。

大豆には特有の生臭さやエグ味があるだけでなく、実は多くの有毒物質を含んでいます。そのおもなものには、シアン配糖体、サポニン、フラボノイド、アルカロイドなどがあります。さらに豊富に含まれるタンパク質は普通に煮ただけでは人間が消化することができずに、体に害になってしまうとされています。

したがって、人は古くから大豆を様々な形に加工してきたのです。大豆を発酵させて納豆や味噌などに加工することで、栄養分を分解させて有害物質を取り除き、良質のタンパク質、脂質、炭水化物などを摂れるようにしてきたのです。中でも大豆はタンパク質と脂質の含有量が非常に多く、糸引き納豆は、発酵させたあとでも、それらの量はほとんど変わらず維持されます。

もっとも一般的な調理方法は有害物質を除去したうえでの煮豆です。その煮豆からは、納豆や味噌などの発酵食品がつくられるのです。また、水に浸した大豆を磨砕して呉《ご》が得られ、この呉から、豆乳とおからが得られ、豆乳を煮た表面からは湯葉がとれます。さらに豆乳からは豆腐がつくられます。また、油を搾ったあとの脱脂大豆の大半は肥料や飼料となりますが、醤油の原料にも用いられます。

大豆の主要な特性と生理機能

次は大豆の主要な特性についてです。以下のようなものが確認されています。

⑴糖質

オリゴ糖・整腸作用

食物繊維：整腸作用・高血圧改善

(2)リノール酸：脂質代謝

レシチン：神経伝達、脂質代謝

(3)グロブリン：脂質代謝

(4)灰分（ミネラル）

カリウム：高血圧改善

(5)その他

イソフラボン：女性ホルモン代替作用

続いて大豆に期待される生理機能についてです。

❶オリゴ糖

食事として摂取されたビフィズス菌が腸内に定着するのは困難です。大豆オリゴ糖は元々腸内の腸内フローラ（細菌叢）に生息するビフィズス菌の餌となり、便通の改善効果を示すのです。

❷食物繊維

便の容積を増やし便秘解消につながる一方、最近の研究では美容効果や脂質代謝の改善効果、さらには免疫に対する効果などが明らかにされつつあります。

❸リノール酸

リノール酸は、人体内で合成できない必須脂肪酸の一つで、オメガ6系列の代表的な多価不飽和脂肪酸です。適量の摂取は血中コレステロールを下げる効果があります。

❹レシチン

約六十兆個もの体細胞の細胞膜や脳、神経組織や筋肉の回りを覆う物質を形成している大切な膜構成成分です。レシチンが不足すると脂質代謝の異常をきたすことになります。さらに神経伝達物質アセチルコリンの生成に関与し、記憶力の減退を防止することにつながります。

❺カリウム

大豆は、ヒトの細胞外液イオンであるナトリウムに対し細胞内液イオンのカリウムを多く含み、無機質の面から高血圧改善に効果が期待されます。

❻イソフラボン

大豆にはイソフラボンと呼ばれる成分が含まれています。これは女性ホルモン：エストロゲンと分子構造が類似しているのです。そのため、女性ホルモンの代替として、それと同様な生理活性を有すると考えられています。特に男性特有の悪性腫瘍である前立腺がんに対しても、乳がんと同等の予防効果が認められています。

さらにイソフラボンは、閉経を迎え女性ホルモンが減少し始めた時期の女性に特有な火照りやのぼせ、そして精神的な不安定感に対しても女性ホルモンの代替的働きをすることが知られるようになったのです。そのためイソフラボンは、女性ホルモン作用の代替機能を持つ食品として、大豆から抽出・分離され、いろいろな純度の商品が販売されています。

このイソフラボンは大豆タンパク質にも豊富に含まれており、1日の摂取目安量50㎎の供給源としては大変有効であると考えられます。豆腐や納豆など大豆タンパク質食品を摂取することにより、自然に適量のイソフラボンを得ることができるわけです。

大豆タンパク質のすばらしい作用

次は、続々と明らかになってきている大豆タンパク質の作用について説明しましょう。

【脂質改善効果】

アメリカにおいてはAndersonらの研究に基づき、コレステロール、中性脂肪などの血清脂質因子を上げることができると示唆され、FDA（アメリカ食品医薬品局）

が「1日に25gの大豆タンパク質を摂取することにより心臓病のリスクが低減される」「1日25g、一食6・25gの大豆タンパク質を含む低脂肪食品に対してコレステロールの低下効果がある」旨をヘルスクレーム（機能性表示）として表示することを認めています。

【肥満に基づく生活習慣病への予防効果】

最近の研究から、大豆タンパク質はコレステロールのみでなく、中性脂肪をも低減させることが明らかとなってきました。この中性脂肪低減の働きをしているタンパク質が、β-コングリシニンです。加えて、β-コングリシニンの継続的な摂取は体脂肪をも低下させ、「肥満の予防=肥りにくい体」となる可能性が示唆されています。このように大豆タンパク質は血中の中性脂肪を低減させ、肥満を抑制し、動脈硬化の大きなリスクと考えられているコレステロールを低下させるなど、生活習慣病予防に極めて有効であることが明らかとなってきました。

国産茹で大豆・糸引き納豆の栄養成分

成分項目（可食部100gあたり）		国産茹で大豆	糸引き納豆
エネルギー	(kcal)	180	200
タンパク質	(g)	16.0	16.5
脂質	(g)	9.0	10.0
炭水化物	(g)	9.7	12.1
カリウム	(mg)	570	660
カルシウム	(mg)	70	90
マグネシウム	(mg)	100	100
鉄	(mg)	2.0	3.3
ビタミンB_1	(mg)	0.22	0.07
ビタミンB_2	(mg)	0.09	0.56
コレステロール	(mg)	0	0
食物繊維	(g)	7.0	6,7

出典：文部科学省『日本食品標準成分表2010』(2010) より作成

納豆は1種類ではない

日本で納豆と称されている食品は、大豆を発酵させるために用いる菌で大きく分けると、納豆菌を用いた「糸引き納豆」と、麹菌を用いた「塩辛納豆」の2種類に分けられます。そこに、納豆菌を用いたあとに麹菌と混ぜて追加発酵させる「五斗納豆」を入れると3種類となります。塩辛納豆は、特定の地域でごくわずかにつくられているにすぎないのです。また、塩辛納豆は、大豆の発酵に麹菌を用いていることから、味噌や醬油と同じく醸造製品とみなされます。

次項からもう少し詳しくみていきましょう。

糸引き納豆と塩辛納豆

糸引き納豆は、茹でた大豆に塩を加えずに納豆菌を発酵させたものです。かつては、稲ワラから供給される納豆菌を用いて煮豆を発酵させていました。納豆菌のみを分離したのです。1920年代からは、北海道大学の半澤洵によって純粋培養された納豆

大豆食品・素材の系統図

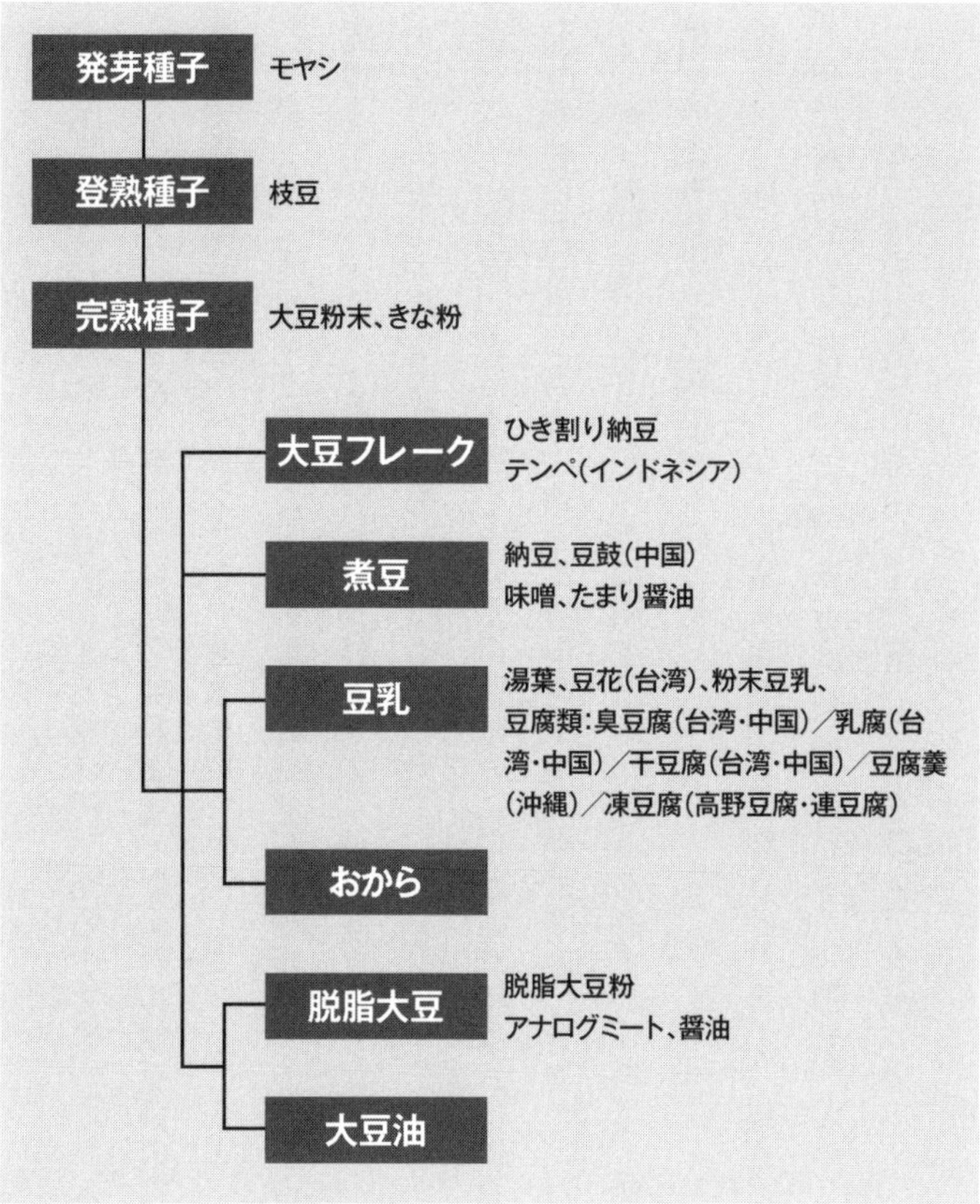

出典：大久保一良『大豆の食品学』、山内文男・大久保一良編『大豆の科学（シリーズ“食品の科学”）』朝倉書店　1992年77頁を改変・作成

菌を用いた納豆生産が開始されたのです。

日本で生産されている納豆は、大別すると大豆の形がそのまま残っている「丸大豆納豆」と、粒を砕いた「ひきわり納豆」に二分されます。いずれも納豆菌の作用によって粘物質が生成され、ネバネバした糸を引きます。

ひきわり納豆は、皮を取り除いた大豆の粒を砕いて納豆をつくっているので、熱の通りも発酵も早いのです。また、料理の具材として、納豆巻きにしたり、パスタに和えたりするのに用いられることが多いのです。

五斗納豆は、山形県の米沢を中心とした置賜地方に伝承されてきた伝統食です。納豆菌で発酵させた大豆に、さらに麹と塩を混ぜて追加発酵させています。ひきわり納豆を使うのが一般的で、でき上がった段階で塩味が加えられているので、醤油などを加えずにそのまま食すことができるのです。

塩辛納豆は、茹でたり蒸したりした大豆を麹菌で発酵させたあと、塩水に浸してから乾燥させた食品です。日本では、この塩辛納豆に対して、「納豆」という呼称がついてはいますが、本当は納豆菌を用いていない加塩発酵大豆食品です。

日本における納豆の種類と特徴

<table>
<tr><th>スターター</th><th>名称</th><th>商品名</th><th>特徴</th></tr>
<tr><td rowspan="3">納豆菌</td><td rowspan="2">糸引き納豆</td><td>丸大豆納豆
黒豆納豆
枝豆納豆
青大豆納豆</td><td>発酵させたあとに丸大豆の形状がそのまま残る糸引き納豆</td></tr>
<tr><td>ひきわり納豆</td><td>乾燥大豆を割り、皮を取り除いてから発酵させる糸を引く納豆</td></tr>
<tr><td colspan="2">五斗納豆</td><td>納豆に麹と塩を混ぜ追加発酵させたもの。ひきわり納豆を使うのが一般的である</td></tr>
<tr><td>麹菌</td><td>塩辛納豆
唐納豆</td><td>寺納豆（大徳寺納豆／一休寺納豆）
浜納豆（大福寺納豆／法林寺納豆）</td><td>蒸した大豆に麹菌と麦などの粉をふりかけて発酵させる。その後、塩水に浸した樽で熟成させて、天日で干す</td></tr>
</table>

納豆とごはん

糸引き納豆は、米飯にかけて食べるというのが一般的です。全国納豆共同組合連合会によると、2013年「納豆に関する調査」では、68・5%の人が「米飯にかけて食べる」と回答しています。「米飯にかけないで食べる」と回答したのは、わずか25・2%でした。このことからも、あらためて納豆は日本人の食生活と切っても切り離せない食材だということが実感できますね。

また、ちょっとした歴史的豆知識としては、納豆という言葉が登場する最古の文献は、平安時代後期に藤原明衡によって書かれた『新猿楽記』(1050~1060年代)だそうです。これは、猿楽見物にやってきた下級貴族の一家(3人の妻と16人の娘とその夫たち)について描かれた作品です。「貪飯愛種酒の女(食欲旺盛で酒好きの女)」として登場する7番目の娘の好物リストに「納豆」の言葉が見られます。

大豆・納豆の豊富な食物繊維

まずは、大豆（茹で）100g中の食物繊維についてみてみましょう。

総食物繊維量6.6g（うち水溶性食物繊維0.9g、不溶性食物繊維5.8g）エネルギー量180kcal　F・I値（※1）27　S・F値（※2）14（※1／F・I値…ファイバー・インデックス値。食品100gあたりのカロリー（kcal）÷食物繊維（g）で算出され、食品100g中のカロリーと食物繊維量の比率を示したもの。このF・I値が低いものほど、食物繊維が多くて低カロリーな食品ということになる。※2／S・F値…サルバブル・ファイバー値。一つの食材に含有される総食物繊維に対する水溶性食物繊維の割合を示したもの。不溶性食物繊維：水溶性食物繊維＝2：1が理想的とされる。ともに著者オリジナルの指標）

さて、これが大豆が納豆菌によって発酵し、糸引き納豆になると、総食物繊維量5.9g（うち水溶性食物繊維2.0g、不溶性食物繊維3.9g）エネルギー量200kcal　F・I値33　S・F値34となり、水溶性食物繊維量の占める割合が増加し、ほぼ理想的な食物繊維バランスとなるのです。

おもな食品(100g中)のF・I値とS・F値

	食品名	カロリー(kcal)	食物繊維(g)	水溶性食物繊維(g)	不溶性食物繊維(g)	F・I値	S・F値
豆・海藻	寒天(もどし)	3	1.5	―	―	2	―
	もずく	4	1.4	―	―	3	―
	ワカメ(もどし)	17	5.8	―	―	3	―
	おから	111	11.5	0.4	11.1	10	3
	大豆(茹で)	180	6.6	0.9	5.8	27	14
	納豆	200	5.9	2.0	3.9	33	34
	そら豆(茹で)	112	4	0.4	3.6	28	10
フルーツ	ブルーベリー	49	3.3	0.5	2.8	15	15
	キウイフルーツ	53	2.5	0.7	1.8	21	28
	イチゴ	34	1.4	0.5	0.9	24	36
	イチジク	54	1.9	0.7	1.2	28	37
	アボガド	187	5.3	1.7	3.6	35	32
	リンゴ	54	1.5	0.3	1.2	36	20
	グレープフルーツ	38	0.6	0.2	0.4	63	33
	バナナ	86	1.1	0.1	1	78	9
	ブドウ	59	0.5	0.2	0.3	118	40

(※F・I値は小数点以下を四捨五入。寒天、もずく、ワカメは総食物繊維量のみ表示のため算出不可)

	食品名	カロリー(kcal)	食物繊維(g)	水溶性食物繊維(g)	不溶性食物繊維(g)	F・I値	S・F値
穀類・麺類	ライ麦パン	264	5.6	2	3.6	47	36
	ソバ	132	2	0.5	1.5	66	25
	ヒエ	367	4.3	0.4	3.9	85	9
	パスタ（茹で）	149	1.5	0.4	1.1	99	27
	アワ	364	3.4	0.4	3	107	12
	食パン	264	2.3	0.4	1.9	115	17
	うどん（茹で）	105	0.8	0.2	0.6	131	25
	精白米	168	0.3	0	0.3	560	0
野菜	ブナシメジ（茹で）	21	4.8	0.2	4.6	4	4
	マッシュルーム（茹で）	16	3.3	0.1	3.2	5	3
	オクラ（茹で）	33	5.2	1.6	3.6	6	30
	ゴーヤ	17	2.6	0.5	2.1	7	19
	モロヘイヤ（茹で）	25	3.5	0.8	2.7	7	23

F.I値…食材100g中に含まれるエネルギー量（kcal）を100g中の食物繊維で割った値のことで、これが低いほどエネルギー量が低く、食物繊維が多いことを示す（便秘改善やダイエットの指標として有効）

S.F値…総食物繊維量に占める水溶性食物繊維量の比率。不溶性食物繊維量：水溶性食物繊維量＝2：1の割合が理想的と考えられる

	食品名	カロリー(kcal)	食物繊維(g)	水溶性食物繊維(g)	不溶性食物繊維(g)	F・I値	S・F値
野菜	ブロッコリー(茹で)	27	3.7	0.8	2.9	7	22
	ゴボウ(茹で)	58	6.1	2.7	3.4	10	44
	レタス	12	1.1	0.1	1	11	9
	キュウリ	14	1.1	0.2	0.9	13	18
	キャベツ(生)	23	1.8	0.4	1.4	13	22
	ニンジン(茹で)	39	3	1	2	13	33
	カボチャ(茹で)	60	3.6	0.8	2.8	17	22
	タマネギ(茹で)	31	1.7	0.7	1	18	41
	トマト	19	1	0.3	0.7	19	30
	トウモロコシ(茹で)	99	3.1	0.3	2.8	32	10
	サツマイモ(蒸し)	131	3.8	1	2.8	34	26
	ジャガイモ(蒸し)	84	1.8	0.6	1.2	47	33

出典：文部科学省『日本食品標準成分表2015年版(七訂)』より

イソフラボンと大豆エクオール

前述のとおり、イソフラボンは女性ホルモンであるエストロゲンに類似した構造をしています。その受容体（※生物の体にある、外界や体内から何らかの刺激を受け取る構造のこと）に結合して弱い女性ホルモン様作用を持っていることから、植物性エストロゲンとも呼ばれています。大豆に含有されているおもなイソフラボンには、ダイゼイン、ゲニステイン、グリシテインがあります。

イソフラボン配糖体は、腸内細菌によって分解され、さらに腸内細菌によって代謝を受けて吸収されます。中でもダイゼインは、腸内細菌によってエストロゲン活性の強いエクオール、あるいは活性の弱いローデスメチルアンゴレンシンに代謝されます。特にエクオールは重要で、イソフラボンの健康効果が出やすい人と出にくい人の違いは、このエクオールに変換できるかどうかによるのです。なお、この能力（エクオール産生能）はヒトによって異なるといわれています。大豆イソフラボンの生体への影響は、個人のイソフラボンを代謝する力により異なることが提示されており、エクオール産生者は、ダイセインからエクオールへ代謝するエクオール再生菌が腸内に存在し、疫学調査では、日本人は約50％の人にエクオール産生菌が存在しているとされています。また、エクオールを産生する力は、食生活に影響を受ける可能性が指摘されており、エクオール産生は炭水化物からのエネルギー摂取量が多い場合、また食物繊維、緑茶、魚油の摂取量が多い場合に、多くなる傾向を示すと報告されています。

さらに、免疫調査では、エクオールを産生する力の有無と前立腺がん、乳がん、更年期症状の予防や改善効果との関連が指摘されています。

では、ここでエクオールの期待される効果についてです。大きく分類して次の三つの作用が報告されています。

❶エストロゲン・抗エストロゲン作用

期待される効果：更年期症状、骨粗しょう症、メタボリックシンドローム、高尿酸血症、乳がん、シワ

❷抗アンドロゲン作用

期待される効果：前立腺肥大、前立腺がん、脱毛

❸抗酸化作用

期待される効果：シミ、シワ、動脈硬化

ナットウキナーゼの効用

納豆に含有される酵素タンパク質の一種であるナットウキナーゼは、須見洋行により発見・命名されました。強い血栓予防効果のあるナットウキナーゼは、臨床で使われるウロキナーゼ（タンパク質分解酵素の一つ）と同程度の線溶活性（血栓を溶かす働き）を持つといわれています。

ACE阻害効果

納豆には、ACE《エース》阻害効果（体内の血圧上昇や心筋の肥大化などに関わるアンジオ

テンシンⅡという物質の働きを抑える）による降圧効果があるといわれています。

すばらしきネバネバ、ポリアミン

一般的な納豆（糸引き納豆）は、蒸し煮した大豆に納豆菌（Bacillus natto）の懸濁液（液体中に顕微鏡で見える程度の粒子が分散しているもの）を噴霧後、保温して納豆菌を増殖させた発酵食品です。そしてあの特徴的なネバネバである、ポリアミンを生成するのです。この独特の粘性物質は納豆菌により生成されるグルタミン酸のポリペプチド（ポリグルタミン酸）と、多糖類フラクタンであるレバントの混合物なのです。また、大豆をはじめとするマメ科植物の種子中には各種アミノ酸の他に、ジアミン類のプトレスシン、トリアミン類のスペルミジンとホモスペルミジン、テトラアミン類のスペルミジンなどの高塩基性ポリアミン（類）が豊富に含まれていることが知られています。

細胞増殖や蛋白合成などに必要な生理活性物質であるポリアミンは、すべての生物の細胞内でアミノ酸より合成されている成長因子で、動物の細胞内のポリアミンレベルは加齢に伴って低下しますが、ヒトが高ポリアミン食を摂取すると血中ポリアミンレベルが上昇することも示されているのです。つまり、納豆を摂取することによって、ある程度元気な肉体を維持できる可能性があるわけです。また、ポリアミンが活性酸素ラジカルの消去作用を有すること、動脈硬化の原因となる炎症反応を引き起こす要因であるリンパ球より生成される接着因子（LFA−1）の生成が、スペルミジンにより抑制されることなども報告されています。

納豆の健康効果まとめ

ここで納豆のおもな健康効果をまとめておきます。

(i) 腸内環境に対する効果

①納豆に含有される、食物繊維、特に水溶性食物繊維などが排便を促進する。
②納豆菌が腸内の活性酸素などを低減することで、ビフィズス菌などの活動しやすい状況をつくる。

③O－157感染症を予防する。納豆に含有されるジコピリン酸がO－157への抗菌作用を有している。

(ii) 動脈硬化を予防する

①大豆に含有される多価不飽和脂肪酸であるリノール酸、リノレン酸などがLDLコレステロール値を低下させる。

②大豆に含有されるレシチンがコレステロール値を低下させる。

(iii) 脳梗塞・心筋梗塞を予防する

①ナットウキナーゼが血栓を溶かすことで、心筋梗塞や脳梗塞を予防する可能性があることが指摘されている。また、納豆に含有されるピラジンという物質が血栓をつくりにくくする効果もあると示唆されている。

(iv) がんを予防する

①大豆に含有されるイソフラボンが乳がんや前立腺がんを予防する可能性が指摘され

ている。

いかがでしょう？　これら納豆の持つすばらしい効能を見逃す手はありません。オリーブオイルと合わせて摂ることで、さらにプラスαの健康効果をおいしく食べやすくいただくことができるのです。

第7章

オリーブオイル納豆から「地中海式和食」の世界へ

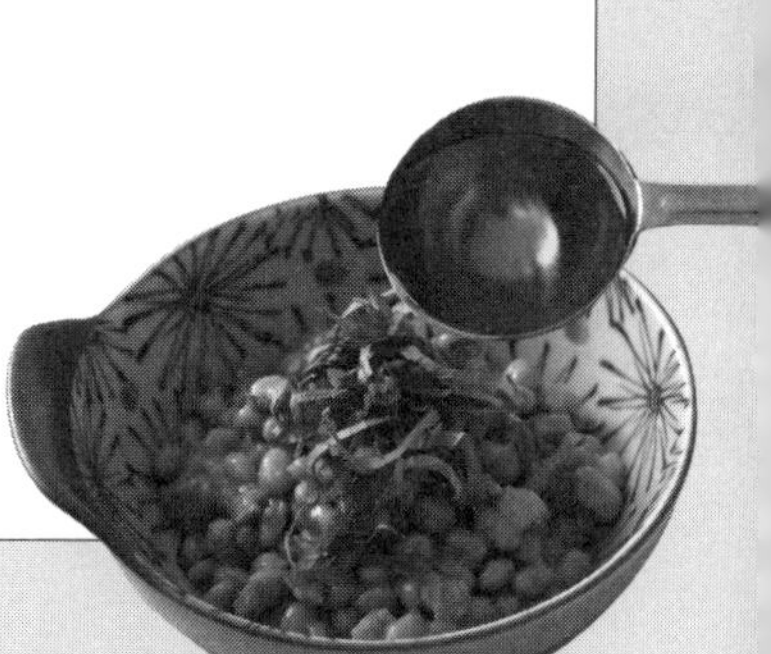

健康と長寿の源、地中海型食生活！

最後に、本書でも幾度となく出てきた「地中海型食生活」について、あらためて述べさせていただきます。

地中海型食生活という言葉は、地中海地域に暮らす人々のライフスタイルと食習慣を示しています。１９６０年代にアメリカ、ミネソタ大学公衆衛生学部のアンセル・キーズ教授は「７か国研究」の結果、クレタ島の人々の平均寿命が非常に長く、心臓疾患による死亡者の占める割合がアメリカの10％にも満たないということを公表しました。さらにコレステロール値と心臓疾患等の関係も研究されました。このことがきっかけとなり、当時は貧しい食事とされていた地中海型食事に対する関心が高まり、１９９１年には、ハーバード大学公衆衛生学部長のウィレット教授が、「地中海型食生活は予防医学のモデルケースだ」と述べ、１９９３年に地中海型食事のピラミッドを発表しました。

次ページの図に示したように地中海型食生活のピラミッドにおける主食は、パスタ、パン、米などであります。特にパスタは硬質セモリナを原料とし、やや硬めのアルデ

地中海型食事のピラミッド

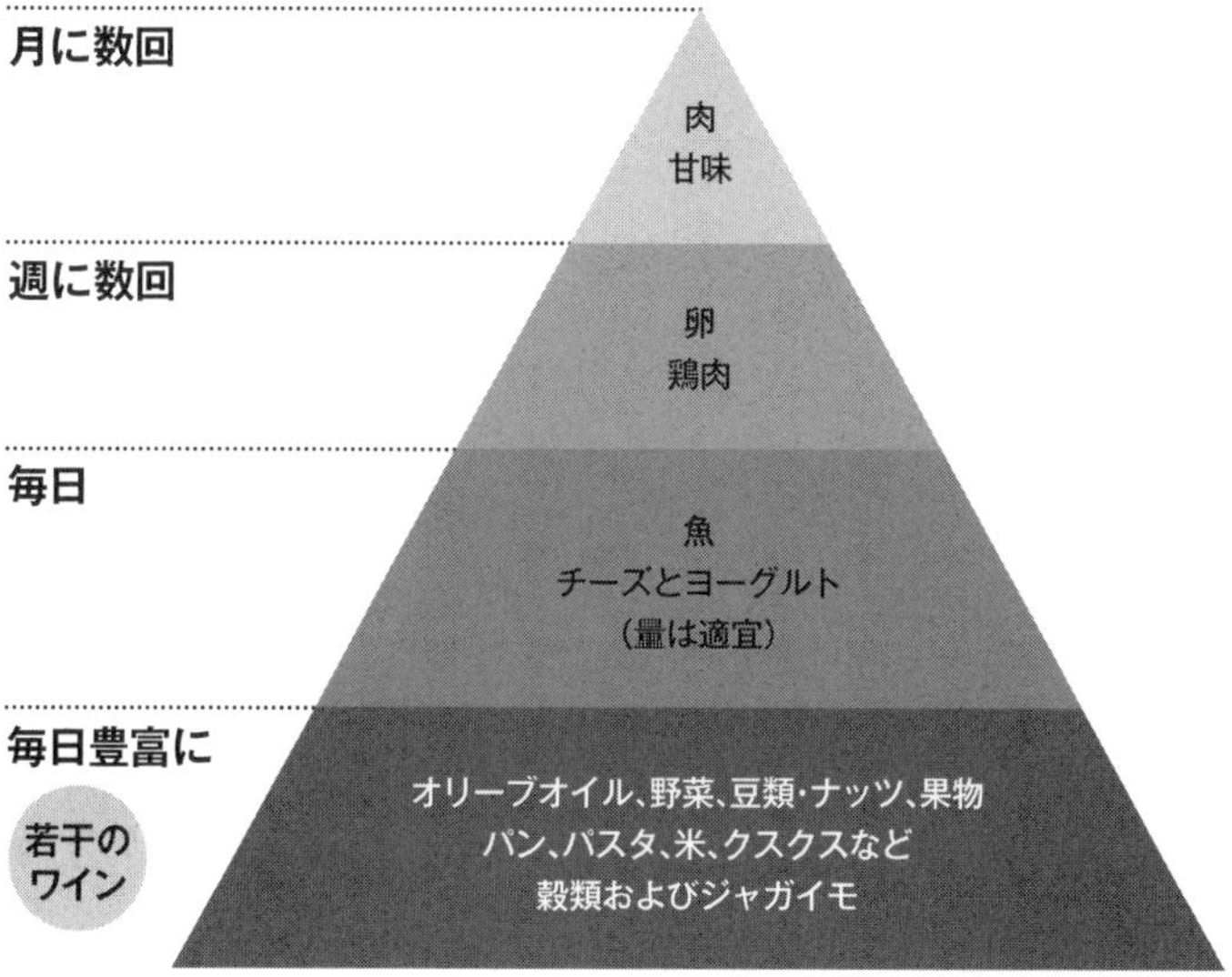

出典：地中海型食生活に関する国際会議より

ンテに茹でると糖質の吸収をおだやかにします。また南イタリアのように肉・魚料理を食べる前にパスタを食べるという習慣は、糖質をしっかり摂るという面でメリットがあります。そして地中海型食生活に使われる油は、オリーブオイルです。オリーブオイルは、前述したとおり他の植物油にはない脂肪酸の組成を持っています。つまり一価不飽和脂肪酸であるオレイン酸を70％以上含み、悪玉のＬＤＬコレステロール値を下げて、血管に害を及ぼす過酸化脂質の生成を抑制する作用があるのです。

次に、ここは日本と似ているところですが、魚は青背の魚を多く食べます。背の青い魚には、多価不飽和脂肪酸のエイコサペンタエン酸（ＥＰＡ）が豊富に含まれています。肉類に関しては飽和脂肪酸の少ない仔牛、仔羊を中心に食べます。緑黄色野菜の種類と量が豊富であり、β－カロチンをはじめ抗酸化物質や食物繊維をここで摂ることができます（ご存知のとおり、日本人の食物繊維摂取量は年々減少傾向にあり、現在13～14ｇ／日まで減っています）。また豆類やキノコ類を使った料理が多く、これらも食物繊維の宝庫といえます。豆類は丸ごと使い、皮に含まれる栄養成分も逃さず活用します。

そしてこれは意外と知られていないのですが、チーズはナチュラルチーズを用います。乳製品はバターを使うことは少なく、チーズはプロセスではなく、ナチュラルを使うのです。ナチュラルチーズは、乳酸菌のような善玉菌が豊富で便秘を予防し、老化を防ぐのにも役立つといわれています。これは南イタリアの食習慣ですが、スペインなどと異なりハーブを上手に使うことにポイントがあります。香りの高いハーブを使うことで、塩分を控えることができ、香りの面でも満足感が得られます。さらにアルコールに関しては適量のワインを飲みます。特に赤ワインには抗酸化作用を持つポリフェノールが含有されているので大変有効です。最後にデザートですが、甘味にはなるべく砂糖を使わず、果物やハチミツから自然に摂るといわれています。

さらに詳しくみていきましょう。169ページ上の表は1951年から1977年にかけての各種食用油の消費量の推移を示したものになります。これは全イタリアにおける平均値ですが、1951年から1977年にかけてバターの消費量がゆるやかに増加する一方、オリーブオイルは2倍以上に急激に増えています。これがイタリア全体における食用油の消費の特徴を示していると考えられます。

同じく169ページ下の表は、イタリアを二つの地域（北部・中部／南部）に分けて食物別の消費量推移を示したものです。パン、パスタ等の穀物の消費量は、

1973年には、北部・中部に比較して南部のほうが多いのが特徴です。また、南部は魚介類の摂取が多いことも特徴の一つといえるでしょう。

一方、肉類、ミルク、チーズ等の動物性脂肪を含有する食物群の摂取量が多いのは、北部・中部の特徴といえます。また、食用油に関してですが、この統計では油の種類までは同定されず、量のみの記載でしたが、北部・中部および南部とも、ほぼ同量の消費量でした。ただし注意すべき点は、北部・中部ではおもにバターおよび他の動物油が使用されていましたが、南部ではオリーブオイルがおもに使われていたということです。この10年後の1983年には、南部で比較的多く認められたパン、パスタ等の穀物の量が減少し、逆に比較的消費量が少なかった肉類の量が増加しています。

次に171ページの表は、1975〜1977年におけるイタリアの地域別による消化器がんの死亡率の平均比較を示したものです。前述のように、パン、パスタ等の穀物と魚類、オリーブオイルの摂取量が比較的多く、肉類、乳製品の摂取量が比較的少なかった時代の南部イタリアでは、北部・中部に比較して、男性、女性とも、胃がん、大腸がん（直腸・結腸）、食道がんの死亡率が低いことが認められます。

さらに、北部イタリアの男性と、南部イタリアの男性を比較すると、大腸がんで死

全イタリアにおける食用油の消費量の推移(1951〜1977年)

種類	年(単位kg)		
	1951	1970	1977
バター	4.1	5.5	6.0
オリーブオイル	13.7	29.0	27.4
他のオイルとマーガリン	15.2	22.5	25.6

イタリアの食物消費量の推移(年別・地域別)

	1973年		1980年		1983年	
食物の種類(kg,ℓ/年)	北部・中部	南部	北部・中部	南部	北部・中部	南部
パン	69.7	99.7	66.7	88.3	62.9	83.3
オイル	21.8	24.0	22.6	24.7	22.8	24.9
パスタ	32.0	48.3	30.7	46.9	26.3	43.1
肉類	56.2	35.6	58.4	45.6	49.9	43.4
魚類	5.8	12.7	6.1	13.0	9.5	16.3
ミルク	84.6	63.0	82.5	66.4	81.6	69.6
チーズ	13.8	10.8	13.4	11.7	12.2	11.0
砂糖	17.8	13.7	21.4	19.7	17.1	14.0
ワイン	120.2	75.6	109.2	73.2	80.4	60.0

パン、パスタなど穀物の消費量は「南部」のほうが多い
「北部・中部」は、肉類、ミルク、チーズなどの動物性脂肪を含有する食物群の摂取量が多い
※オイルは、「北部・中部」ではバターおよび動物油、「南部」ではオリーブオイルが多く使われていた

亡する率は、南部イタリアの男性が北部の3分の1という値です。さらに、女性でみてみると、大腸がんで死亡する率は南部の女性は北部の2分の1という結果でした。

このように、同じイタリアでも、食生活が大きく違う北部と南部では、がん死亡率に大きな差異が生じることが判明したのです。地中海食ががんに与える影響について、考えさせられる調査結果であるといってよいでしょう。

アンセル・キーズ博士の研究

さて、ここで前出のアンセル・キーズ博士の研究をもう少し詳しくみていきましょう。

彼は1952年にイタリアのナポリ地方とアメリカ中央部のミネソタ地方の住民において、その食事内容と平均血中コレステロール値との関係を検討したのでした。この最初の研究でわかったことは、年齢に関係なく、アメリカにおける血中コレステロール値のほうが高いということでした。その後、1957年以来、A・キーズ、F・グランディ、J・T・アンダーソンの共同研究で、血中コレステロール値は、摂取した脂質の量だけに左右されるのではなく、食品中の脂肪酸の組成によることがわかって

1970年代中頃のイタリアの消化器がんの死亡率

1975～1977の統計。全イタリアを100とした場合の各地域の標準化死亡率

	男性				女性			
	北	中北部	中南部	南	北	中北部	中南部	南
胃がん	123	129	86	54	112	133	90	57
大腸がん	124	125	90	54	116	122	91	61
全悪性新生物	125	111	85	67	114	110	91	72

パン・パスタ類の穀物と魚類、オリーブオイルの摂取量が比較的多かった時代の南イタリアでは、北部・中部に比較して、男性・女性とも食道がん、胃がん、大腸がん（直腸・結腸）の死亡率が低い
(Carlo La Vecchia et al : Cancer Research 1988年)

食物繊維の多い食事を摂ることが、大腸がんの死亡率を上昇させない因子の一つ

きました。つまり、今では当たり前のこととなったのですが、摂取した食品中の飽和脂肪酸が増えると血中コレステロール値が増加し、摂取した食品中の多価不飽和脂肪酸が増えると血中コレステロール値は下がるということでした。これをうけて日本でもリノール酸などの多価不飽和脂肪酸を多く摂取すると血中コレステロール値が下がることから、リノール酸を多く含有している合成サラダオイルが高コレステロール血症の人によいということになり、いわゆるリノール酸神話が一時期話題になりました。そしてその後の研究で一価不飽和脂肪酸も血中コレステロール値を低下させることがわかってきました。

先程も述べましたが、穀類や魚、野菜、豆類を多く摂り、オリーブオイルを使う地中海沿岸諸国の伝統食を「貧しい」と考えていたアメリカや北ヨーロッパの国々が、この食生活を「理想的な食事」として見方を180度変えたきっかけは、他でもないアンセル・キーズ博士の「7か国研究」だったのです。

以前にも南イタリアの田舎で生活した経験のあるA・キーズ博士は、世界7か国（日本も含む）の大規模な調査を施行し、地中海沿岸諸国では心臓血管障害の発症がアメリカや北ヨーロッパ諸国の3分の1以下であることを証明しました。そしてこの背景には動物性脂肪摂取量の違いがあることを明確にしました。これらの研究を基本に、健康食としての地中海型食生活を称えたのが、画期的名著『How to Eat Well and Stay Well ;The Mediterranean Way』(1975年)だったのです。A・キーズ博士は、実際に6週間に渡って北ヨーロッパの人々に地中海型の食事を摂らせて、総コレステロール値が下がることを確認しました。このスタディでの食事の脂肪摂取量に関しては、これまで彼らが摂取していた食事が含む脂肪の量とほとんど変わりませんでしたが、大きく異なったのはその脂肪の質なのです。動物性脂肪で摂っていた分が、オリーブオイル（不飽和脂肪酸）に置き換わったのです。その結果、地中海型食生活後にコレステロール値が低下することが確認できたというわけです。また、A・キーズ博士は、地中海型食生活が健康的である理由として、穀物量が多いこと、緑黄色野菜や豆類が多いことなども指摘しました。

ここで、地中海型食生活が冠動脈疾患によいことを指摘したA・キーズ博士の考察が、以前に発行された『オリーブオイルと健康』（国際オリーブ協会）の中に記載されていたので、かいつまんで記しておきましょう。

教授が行った7か国研究などによると、冠動脈疾患による死亡率がもっとも高かったのはフィンランド人であり、年齢死亡率は南ヨーロッパ人（イタリア、スペイン、ギリシャ等）の約三倍でした。もっとも死亡率の低かったのはギリシャ人と日本人でした。アメリカ人及びオランダ人の冠動脈疾患による死亡率は、フィンランドよりは低かったものの、ギリシャ人、イタリア人、日本人と比較すれば高かったのです。総死亡率が低かったおもな理由は、冠動脈疾患による死亡率が低いためでした。

イタリア及びギリシャと、北ヨーロッパ及びアメリカとの生活様式の違いが冠動脈疾患の大きな違いとなって表れているのは明らかなのです。それはオリーブオイルを多く摂るか、肉類、乳製品を多く摂るかの違いに大きく左右されます。また食事中の摂取脂肪の違いの他にも、ニンニクや玉ねぎ、葉野菜、新鮮な果物を摂るかどうか、アルコール飲料（ビールやウィスキーか、ワインか）の差なども見逃せません。一般的に、地中海諸国の食事には北ヨーロッパやアメリカの食事よりも食物繊維がはるかに多く含まれていることから、食事中の食物繊維の効用も大きく考えられます。

最後に、A・キーズ博士は一般消費者へのアドバイスとして、肉類や乳脂肪の摂取は制限すること、肉類や乳脂肪の代わりにオリーブオイルを勧めたいと述べています。ただし、どの脂肪もカロリーは9㎉前後で、肉体労働の少なくなった現代では肥満に

地中海式和食のピラミッド

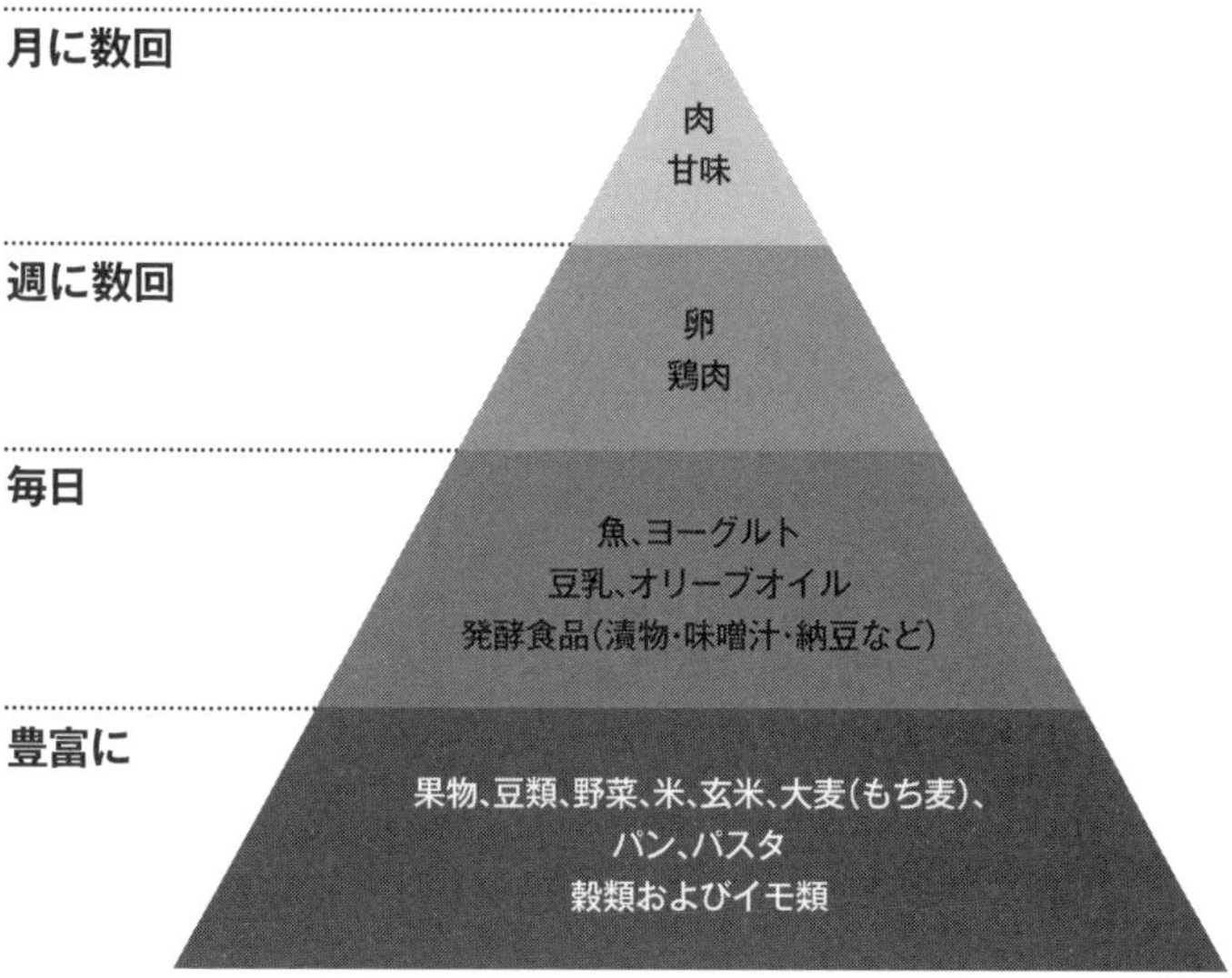

著者による試案

気を配る必要があるとも述べています。これは今でいうところのメタボリックシンドロームへの警告ですよね。さすがA・キーズ博士、まさに先見の明ですね。

地中海型食生活から地中海式和食へ

さて、本題に戻って、「地中海型食事」の特徴は、オリーブオイルをベースに、全粒の穀物、たっぷりの豆と野菜、肉よりも魚、ということになります。腸を健康にする食材が一度に摂れ、しかもおいしい地中海型食生活はとても魅力的です。心臓病や生活習慣病、がん、アルツハイマー病や関節リウマチ、糖尿病など、あらゆる病気の予防に期待できる研究結果が得られているのです。

一方で、我が和食も世界的に注目される健康料理です。そこで私は、腸によく、老いを遠ざけるメニューとして地中海型食事に和食を合わせた『地中海式和食』という食事のスタイルを提案しています。

伝統的な和食は、食物繊維、植物性乳酸菌、ビタミン類が豊富で、脂肪が少ないというすばらしい特徴を持っています。しかし反面、塩分が多めで脂質（油）が足りないというデメリットも有します。脂質が不足すると血管が弱くなり、脳卒中などの脳血管系の病気のリスクが高まります。

この部分をオリーブオイルを中心とした地中海型食事で補うわけです。また、和食は甘じょっぱい味付けにするために砂糖を使いますが、地中海型食事を取り入れた和食なら砂糖の量も減るでしょう。そのうえで、どうしても甘味が欲しい場合はオリゴ糖に置き換えましょう。また、出汁《だし》を上手に使うと、塩分を減少させてもおいしく食べられます。そして、これらにオリーブオイルは意外と相性がよいもの。飽きずに長く食べ続けられると思います。

地中海式和食のポイント

①オリーブオイルを豊富に摂る
②野菜と魚介類を豊富に摂る
③生魚を摂る
④穀物を上手に摂る
⑤タンパク質を上手に摂る

⑥蒸し料理の頻度を増やす
⑦発酵食品（植物性乳酸菌）や出汁を多く摂る

オリーブオイル納豆と地中海式和食のやさしい関係

そもそも私が地中海型食生活に注目したのは、地中海沿岸の国（スペイン、ギリシャ、南イタリアなど）において、大腸の病気が少ないことに気づいたことからです。

例えば、典型的な地中海型食生活を摂っていた時代（1960〜1970年前後）では、この地域では大腸がんの死亡率は比較的低値で、現在問題になっている難治性炎症性腸疾患である潰瘍性大腸炎やクローン病などの罹患率も低値でした。そしてこの1960年代、実は日本でも大腸がんや潰瘍性大腸炎、クローン病などの罹患率が低値だったのです。そこで私は地中海型食生活と1960年代の和食（伝統食）の共通点に興味を持ったのです。地中海型食生活の国々や日本も、穀物、魚、野菜、果実を摂り、肉・乳製品の摂取は少なかったのです。唯一異なるのが、地中海型食生活の国々ではオリーブオイルを摂り、日本では発酵食（乳酸菌、麹菌、納豆菌など）や出汁を摂ることでした。そして地中海型食生活では、メインの食事には一切砂糖は使わず、デザートのみ砂糖を使うのに対して、日本では甘じょっぱい味が好まれ、メインの食事にも砂糖が使われていたのです。

そこで私は、この双方の食事の最大のすぐれた特徴である、オリーブオイルと納豆を組み合わせることによって、地中海式和食を考案したのです。

まず現代の日本人は油を多く摂ることが日常的であり、もちろんそれは健康を害する可能性が非常に高いのです。しかしそれを不飽和脂肪酸であるオレイン酸が豊富なエキストラバージンオリーブオイルに置き換えることによって、悪玉コレステロールを減らして動脈硬化や高血圧の予防に役立つヘルシーなものに変わるのです。さらに、甘じょっぱい味付けも砂糖から、血糖値が上昇しづらいオリゴ糖に変えてあげることで、ぐっとリスクを下げることができます。

そしてそこに和食ならではの発酵食品である納豆を合わせることによって、何もわざわざ入手しづらい食材を用意せずとも、ごく手軽に、しかし最高の健康効果を発揮するオリーブオイル納豆という、立派な地中海式和食が成立するというわけです。

おわりに

以上、日本人の腸を、健康を守るためのアプローチとして、私が日頃から提唱している「地中海式和食」の文脈の中で、今もっとも効果的かつ具体的な食習慣の方法として、『オリーブオイル納豆』について述べさせていただきました。

本書冒頭にも書いたとおり、この『オリーブオイル納豆』の元々の発案者である私ならではの見識と工夫を、最新の研究成果を踏まえて盛り込んだつもりでおりますので、ぜひとも皆さんの日々の健康ライフに役立てていただきたく思います。

とはいうものの、オリーブオイル納豆、及び地中海式和食についての研究は、まだまだ道半ばというところ。

２０１３年にEstruch Rらは、New England Journal of Medicine誌上で、地中海食にすることで、５年間の経過観察において脳卒中、心筋梗塞などによる死亡率が29％も低下したと報告しました。また、地中海食は乳がんに罹患する確率を57％も減少させたと報告されました。２０１６年にはBroomfield H.Eらがアメリカ内科学会誌上で行ったメタアナリシスによって、地中海型食生活を続けた人では、がんによる死亡率が14％低く、大腸がんに罹患するリスクも9％低いと報告され、他にも地中海食は糖尿病になるリスクを30％低下させることも示唆されています。

　このように地中海型食生活は、さまざまなところで健康に有効に作用することが判明しているのに比して、和食（伝統食）の研究は、具体的なデータやエビデンスの提示も含めて、まだまだこれからかもしれません。

　しかし、それらが整い、オリーブオイル納豆と、それを含んだ地中海式和食の健康的絶対性が証明されるのも、時間の問題であるといえるでしょう。今後も、今最悪の状況にある日本人の腸と健康を救うべく、日々研究・研鑽を積んでいくことを約束して、筆をおきたいと思います。

　最後になりましたが、本書を出版するにあたり、（株）ユサブル社長の松本卓也氏、ならびに編集長の赤坂竜也氏にはとてもお世話になりました。この場を借りてお礼申し上げます。

２０１９年11月吉日　松生恒夫

装幀　米谷テツヤ
本文デザイン　白根美和
本文イラスト　新井潤平
写真　月刊『健康』（主婦の友社）

松生恒夫 Matsuike Tsuneo
1955年東京生まれ。医学博士。松生クリニック院長。東京慈恵会医科大学卒業。同大学第三病院内科助手、松島病院大腸肛門病センター診療部長などを経て、2004年、東京都立川市に松生クリニックを開業。5万件以上の大腸内視鏡検査を行ってきた腸疾患治療の第一人者。便秘外来の専門医として地中海式食生活、漢方療法、音楽療法などを取り入れた診療で効果を上げている。著書に『子どもの便秘は今すぐなおせ』（主婦の友社）、『「大腸リセット」で健康寿命をのばす』（廣済堂出版）、『「腸の老化」を止める食事術』（青春出版社）、『日本一の長寿県と世界一の長寿村の腸にいい食事』（PHP研究所）など多数。

松生クリニックHP　http://matsuikeclinic.com

健康長寿力を引き出すオリーブオイル納豆
腸の名医が考案した便秘からがんまで遠ざける奇跡の快腸食

2019年11月29日初版第一刷発行　検印廃止

著者　松生恒夫
発行人　松本卓也
編集人　赤坂竜也
発行所　株式会社ユサブル
〒103-0014　東京都中央区日本橋蛎殻町2-13-5　美濃友ビル3F
電話：03（3527）3669
ユサブルホームページ：http://yusabul.com/
印刷所　株式会社 光邦

ISBN978-4-909249-25-8
定価はカバーに表示してあります。
落丁・乱丁本はお手数ですが小社までお問い合わせください。

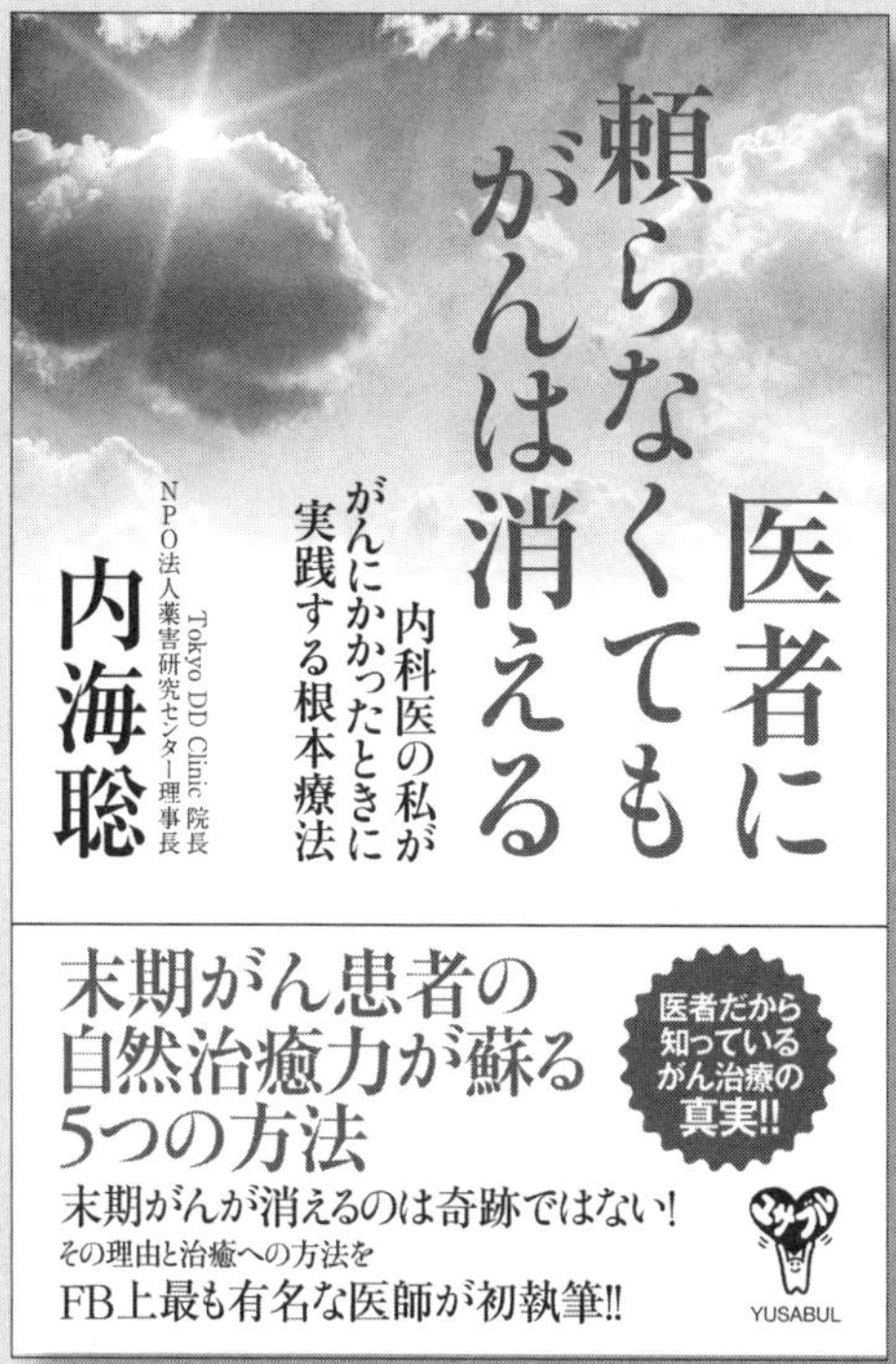
医者に頼らなくてもがんは消える
内科医の私ががんにかかったときに実践する根本療法
Tokyo DD Clinic 院長
NPO法人薬害研究センター理事長
内海聡
末期がん患者の自然治癒力が蘇る5つの方法
医者だから知っているがん治療の真実!!
末期がんが消えるのは奇跡ではない!
その理由と治癒への方法を
FB上最も有名な医師が初執筆!!
YUSABUL